# Hormone natürlich in Balance

Kristin Gerber

# INHALT

# Hormone natürlich in Balance

Eine optimale hormonelle Balance ist Voraussetzung für ein Leben voller Vitalität, Gesundheit und Glück. Viele Frauen leiden unter hormonellen Ungleichgewichten, die sich z. B. in Energiemangel, Reizbarkeit, PMS, Menstruationsbeschwerden, Hitzewallungen, Schlaflosigkeit, Müdigkeit, Stress, Angst, Gedächtnisverlust, niedriger Libido, Gewichtszunahme oder Unfruchtbarkeit äußern. Auch wenn diese Symptome häufig vorkommen, sind sie keineswegs normal. Frauen suchen nach Lösungen für diese Symptome, werden aber oft ohne jegliche Hoffnung und Hilfestellung zurückgelassen, weil ihnen gesagt wird, dass es keine weiteren Behandlungsmöglichkeiten mehr gäbe. Dieses Buch bietet dir die Möglichkeit, einen Einblick in deinen einzigartigen Hormonhaushalt zu erhalten und ihn durch ein wissenschaftlich fundiertes und sicheres Therapieprogramm erfolgreich zu behandeln. Mithilfe dieses Buches können wir Frauen unsere Lebensenergie, Lebensfreude und Gesundheit zurückgewinnen, um ein glückliches und erfülltes Leben führen zu können.

Der Lebensstil und die Ernährung sind die Eckpfeiler für die Gesundheit. Ohne ein solides und gesundes Fundament können viele wichtige Prozesse im Körper wie die Entgiftung, die Hormonproduktion und der Stoffwechsel, die kognitive Funktion und die Energiegewinnung nicht richtig funktionieren. Wir brauchen einige sehr spezifische Nährstoffe für die Hormonproduktion und -funktion. Abhängig von deiner individuellen hormonellen Beeinträchtigung reichen diese von einfachen Vitaminen und Mineralien über alte indische Heilpflanzen bis hin zu bioidentischen Hormonen. Je nach Schweregrad können bestimmte hormonelle Defizite mit Hilfe von

Hormonpräparaten noch gezielter behandelt werden.

In diesem Buch lernst du, wo deine hormonellen Dysbalancen liegen und wie du sie sicher und effektiv behandeln kannst. Mit diesem Ratgeber kannst du deine Lebensqualität wiederherstellen und dabei die Lebenskraft und Vitalität deiner Jugend zurückgewinnen, um ein gesundes und glückliches Leben führen zu können.

# Hormone

Hormone sind an fast allen Prozessen in unserem Körper mitverantwortlich. Hormone sind überlebenswichtig: Sie regulieren unseren Blutzuckerspiegel und unser Gewicht und unterstützen unser Immunsystem, um Stress und Krankheiten effektiver bekämpfen zu können. Hormone verleihen den Männern „männliche" und den Frauen „weibliche" Merkmale und Eigenschaften. Bei Frauen regulieren sie den Menstruationszyklus, die Schwangerschaft und die Geburt. Bei Frauen und Männern steigern sie Muskel- und Knochenmasse, das Selbstvertrauen und die Leistungsfähigkeit. Hormone regulieren auch unseren täglichen Schlaf-Wach-Rhythmus und beeinflussen unsere Stimmung, Energie, Konzentration und unsere Gefühle.

Hormone sind daher sehr wichtig für ein gesundes und glückliches Leben. Leider funktioniert unser Körper in der heutigen Zeit nicht immer optimal und einem ausgewogenen Hormonspiegel. Unser Lebensstil ist geprägt von Stress am Arbeitsplatz, Stress in der Familie, langen Arbeitszeiten, Umweltverschmutzung, unzureichendem Schlaf und schlechter Ernährung. Die Umstände erschweren es unserem Körper, eine optimale Produktion dieser wichtigen Hormone zu erreichen. Wir kämpfen ständig damit, genügend Hormone zu produzieren, um den Alltag zu bewältigen. Die hormonellen Störungen können auftreten, wenn wir nicht in der Lage sind, einen optimalen Hormonspiegel zu erreichen. Diese Symptome können von Angst und Schlaflosigkeit bis hin zu Hitzewallungen, Gewichtszunahme und Unfruchtbarkeit reichen. In diesem Zusammenhang ist es sehr wichtig, die Aufmerksamkeit auf die hormonelle Gesundheit zu lenken und ein ausgewogenes und vitales Niveau zu erhalten.

# Was sind Hormone?

Hormone sind Botenstoffe, die aus den Hormondrüsen unseres Körpers freigesetzt werden und sich mit dem Blutstrom bewegen, um eine bestimmte Reaktion einer Drüse, eines Organs, Gewebes oder einer Zelle in unserem Körper auszulösen. Sie haben die Fähigkeit, sich an viele unterschiedliche Organe und Zellen zu binden. Jede Bindungsstelle löst eine andere Wirkung aus. Östrogen z. B. bindet an Rezeptoren der Gebärmutter, der Brust, des Gehirns, der Blase, der Blutgefäße und der Knochen. Die Reaktionen sind jedoch jeweils unterschiedlich. Es stimuliert das Wachstum von Gebärmutter- und Brustgewebe, hält die Schleimhaut der Blase und Harnröhre gesund, fördert die Gefäßerweiterung und beugt Knochenschwund vor. Ein Hormon wirkt auf mehr als ein Organ in vielerlei Hinsicht.

Viele Hormone müssen auch zusammenwirken, um einem Zielgewebe eine spezifische Reaktion zu entlocken. So werden z. B. fünf Hormone benötigt, um die Freisetzung der Eizelle während des Eisprungs zu stimulieren: Gonadotropin-Releasing-Hormon, follikelstimulierendes Hormon und luteinisierendes Hormon sowie Östrogen und Progesteron. Alle diese Hormone wirken während des gesamten Menstruationszyklus zusammen, um den Eisprung zu ermöglichen. Es ist daher wichtig, sich daran zu erinnern, dass viele verschiedene Hormone miteinander interagieren und die Produktion und Wirkung des anderen beeinflussen. Im Falle eines hormonellen Ungleichgewichts werden in der Regel mehrere Hormone behandelt.

# Hormone und Hormondrüsen

Im Gehirn steuert die Hypophyse die Freisetzung vieler verschiedener Hormone. Sie schüttet stimulierende Hormone aus, die über die Blutbahnen zu anderen Drüsen wandern und deren Freisetzung fördern. Neben der Sekretion dieser stimulierenden Hormone scheidet die Hypophyse auch Wachstumshormone, Prolaktin, das antidiuretische Hormon und Oxytocin aus. Wie die Hypophyse befindet sich die Zirbeldrüse im Gehirn. Sie setzt das Hormon Melatonin frei, das für die Regulierung unseres täglichen zirkadianen Rhythmus bzw. Schlaf-Wach-Rhythmus verantwortlich ist. Die Schilddrüse, direkt unter dem Adamsapfel gelegen, reguliert unseren Stoffwechsel, unser Körpergewicht und unsere Energie, indem sie Thyroxin (T4) und Triiodthyronin (T3) freisetzt. Die Nebennieren befinden sich am oberen Ende der Nieren und setzen unsere Stresshormone sowie einige Sexualhormone und ein Hormon zur Regulation des Wasserhaushalts frei. Cortisol, Dehydroepiandrosteron (DHEA), Adrenalin, Aldosteron und Pregnenolon (zum größten Teil) werden alle von den Nebennieren ausgeschieden, um unserem Körper bei der Bewältigung von Stress zu helfen. Die Bauchspeicheldrüse ist die Drüse, die das Hormon Insulin freisetzt, um unseren Blutzuckerspiegel zu regulieren. Die Dysregulation der Pankreashormone spielt eine große Rolle bei der Insulinresistenz und Diabetes. Die Geschlechtsorgane (Hoden und Eierstöcke) produzieren die meisten unserer Geschlechtshormone: Testosteron, Östrogen und Progesteron. Es gibt viele verschiedene Hormone, aber dieses Buch führt nur die Hormone auf, die am häufigsten mit hormonellen Störungen in Verbindung gebracht werden: Schilddrüsenhormone, Cortisol, Östrogene, Progesteron, DHEA und Testosteron.

# Ernährung für die Hormon-Balance

Der erste Schritt beim Ausgleich von Hormonen ist eine gesunde und ausgewogene Ernährung. Viele Lebensmittel fördern die natürliche Produktion von Hormonen und die Hormonbalance, während andere Lebensmittel die Bildung wichtiger Hormone beeinträchtigen, die Produktion hormoneller Schadstoffe erhöhen und Entgiftungsprozesse verlangsamen können. Oftmals kann allein durch eine gesunde und ausgewogene Ernährung der Hormonhaushalt wieder ausgeglichen werden. Man ist, was man isst: Eine gesunde und ausgewogene Ernährung wird auch deinen Körper in Balance halten.

Die richtige Ernährung hat einen positiven Einfluss auf die körperliche und geistige Leistungsfähigkeit, den Schlaf, das Gewicht und die Verdauung. Eine nährstoffreiche Ernährung ist wichtig, damit der Körper sein volles Potenzial entfalten kann. Viele Menschen könnten von einem „Cheat-Day" oder „Cheat-Meal" pro Woche profitieren. Der Genuss einer Cheat-Mahlzeit pro Woche reduziert das Verlangen nach Junk Food und Süßigkeiten. Genieße einmal pro Woche ein Abendessen mit Freunden oder eine Mahlzeit, an die du die ganze Woche gedacht hast.

Wer dieses Ernährungskonzept über mehrere Wochen durchläuft, wird einen deutlichen Rückgang der Esslust und des Verlangens feststellen. Sobald sich unser Körper an eine vollwertige und gesunde Ernährung gewöhnt hat, schwinden unsere Sehnsüchte und Vorlieben für Süßigkeiten und andere verarbeitete Lebensmittel. Diese ungesunden Lebensmittel werden dich nicht mehr so erfüllen und zufrieden stellen wie früher. In den ersten Wochen ist es sehr wichtig, die Anweisungen genau zu befolgen, damit sich der Körper an die gesünderen, natürlichen Lebensmittel gewöhnen kann.

Wenn die vorgeschlagene Ernährungsumstellung eine radikale Veränderung für dich bedeutet, kann es mehrere Wochen dauern, bis sich dein Körper angepasst hat. In der ersten Woche fühlst du dich vielleicht etwas müde, da dieser Prozess eine gewisse Entgiftung beinhaltet. Aber halte durch, es wird sich am Ende auszahlen! Nach etwa drei Wochen wirst du dich viel besser fühlen als vorher. Du wirst bemerken, wie sich dein Körper, deine Energie, dein Gewicht und deine Stimmung nachhaltig verbessern!

# Lebensmittel, die man uneingeschränkt essen darf

Die Lebensmittel, die den Hauptanteil deiner Ernährung ausmachen sollten, sind Lebensmittel, die wir seit Jahrtausenden essen, die in der Natur vorkommen und nicht durch moderne Herstellungsverfahren verändert wurden. Zu diesen Lebensmitteln gehören Bio-Gemüse und Bio-Obst, mageres Fleisch, Eier, Samen, Kräuter, Gewürze und Fisch.

# Bio-Gemüse

Gemüse ist reich an Vitaminen, Mineralien, Antioxidantien und Ballaststoffen. Diese sind alle notwendig, um den Hormonhaushalt und die allgemeine Gesundheit zu erhalten. Da wir schon immer Gemüse gegessen haben, kann unser Körper die Nährstoffe sehr gut verdauen und verwerten. Um die Belastung durch Pestizide und Herbizide zu vermeiden, die üblicherweise auf das Gemüse gesprüht werden, ist es wichtig, Bio-Gemüse zu kaufen. Diese Chemikalien bergen viele Gesundheitsrisiken.

## Wichtiges Gemüse in der täglichen Ernährung

**Kohlgemüse**

- Brokkoli
- Rosenkohl
- Kohl
- Blumenkohl
- Chinakohl
- Pak Choi
- Blattkohl

**Lauch- und Zwiebelgemüse**

- Schnittlauch
- Lauch
- Porree
- Bärlauch
- Knoblauch
- Küchenzwiebel
- Schalotte

**Blattsalate und Blattgemüse**

- Rucola
- Koriander
- Kopfsalat
- Rübstiel
- Blattsenf
- Petersilie
- Koriander
- Blattspinat
- Mangold

**Sonstige**

- Spargel
- Rote Bete
- Karotten
- Sellerie
- Fenchel
- Gurke
- Radieschen
- Rote und gelbe Paprika
- Kürbis
- Tomaten
- Zucchini

## Bio-Obst

Obst enthält wie Gemüse Vitamine, Mineralien, Antioxidantien und Ballaststoffe. Die Nährstoffe sind leicht zu verdauen, aufzunehmen und zu verwerten. Einige Früchte sind aber auch reich an Zucker und sollten nicht zu oft gegessen werden. Zu diesen Obstsorten gehören Ananas, Mango, Papaya und andere tropische Früchte. Der Kauf von Bio-Obst ist wichtig, um das Risiko von Pestiziden und Herbiziden zu vermeiden, die häufig auf Obstbäume gesprüht werden.

### Eine Auswahl wichtiger Obstsorten

- Sämtliche Beeren
- Äpfel
- Aprikosen
- Kirschen
- Kiwis
- Zitronen
- Limetten
- Nektarinen
- Birnen
- Pflaumen

## Bio-Magerfleisch und Bio-Eier

Es ist wichtig, eine ausreichende Proteinzufuhr sicherzustellen. Proteine werden benötigt, um die Muskel- und Knochenmasse, die Energie, die Entgiftung und die Hormonproduktion aufrechtzuerhalten. Viele Fleischsorten enthalten Spuren von Antibiotika, Hormonen und Nitraten, die den Hormonhaushalt und das Immunsystem stören.

**Faustregel: Bio-Fleisch (hormon- und antibiotikafrei, von grasgefütterten Tiere) einkaufen.**

- Bio-Huhn und Bio-Pute
- Wildfleisch
- Bio-Eier

## Samen, Kerne und gesunde Fette

Samen, Kerne und Speiseöle wie Kürbiskerne, Chiasamen und Oliven-, Kokos- und Leinöl enthalten gesunde Fette. Dies gilt insbesondere für Omega-3-Fettsäuren. Sie sind natürliche Entzündungshemmer, unterstützen unser Immunsystem und spielen eine wichtige Rolle bei der Hormonproduktion. Die Samen enthalten auch Vitamine und Mineralien wie Zink, Selen und B-Vitamine, die für einen optimalen Hormonhaushalt wichtig sind.

Die gesunden Fette in den Samen, Kernen und Ölen sind notwendig, um unsere Zellmembranen aufzubauen, die Signalübertragung zu ermöglichen, unsere Organe zu schützen und die Bildung verschiedener Hormone zu fördern. Es gibt jedoch einige Fette, die wir in unserer Ernährung nicht brauchen. Das sind Fette, die überhitzt werden. Hohe Temperaturen verändern die Struktur des Fettes und machen es für uns ungesund. Verzichte auf Fette und Öle, die bei hohen Temperaturen erhitzt werden.

**Faustregel: Gesunde, unbehandelte Fette, Öle, Samen und Kerne verwenden.**

**Speiseöle**

- Kokosöl
- Leinsamenöl
- Olivenöl

**Samen und Kerne**

- Chiasamen
- Leinsamen
- Hanfsamen
- Kürbiskerne
- Sesamsamen
- Sonnenblumenkerne

## Fische

Fische enthalten auch die gesunden Fettsäuren der Samen und Kerne. Allerdings sind Fische oft mit Quecksilber kontaminiert, weshalb es wichtig ist, nur Fische mit dem niedrigsten Quecksilbergehalt zu essen. Es wird empfohlen, besonders kleine, fette Fische aus kalten Gewässern zu verzehren. Diese enthalten mehr Omega-3-Fettsäuren und weniger Quecksilber.
Faustregel: Große Fische wie z. B. Thunfisch vermeiden, kleinere Kaltwasserfische vorziehen.

**Beispiele:**

- Sardellen
- Kabeljau
- Wels
- Makrele
- Barsch
- Scholle
- Seelachs
- Lachs
- Sardinen
- Seezunge
- Tilapia
- Forelle (Süßwasser)
- Felchen

## Kräuter und Gewürze

Kräuter und Gewürze werden seit Jahrtausenden zur Behandlung von Krankheiten und Beschwerden aller Art eingesetzt. Einige haben antibakterielle oder entzündungshemmende Eigenschaften.

### Nachfolgend einige wichtige Kräuter und Gewürze

- Basilikum
- Schwarzer Pfeffer
- Kardamom
- Cayennepfeffer
- Selleriesamen
- Zimt
- Nelken
- Koriander
- Kreuzkümmel
- Dill
- Fenchel
- Knoblauch
- Ingwer
- Senfkörner
- Muskat
- Oregano
- Rosmarin
- Salbei
- Thymian
- Kurkuma
- Vanilleschote

### Wasser und ungesüßter, koffeinfreier Kräutertee

Trinke mindestens zwei Liter Wasser oder Kräutertee pro Tag. Kaufe dir einen Wasserfilter, um Verunreinigungen herauszufiltern, falls dein Wasser mit Chlor oder Fluor angereichert ist. Flaschenwasser gilt nicht als gefiltertes Wasser. Das abgefüllte Wasser ist von Kunststoff umgeben, der potenziell schädliche Chemikalien in das Wasser auslaugt. Diese Kunststoffchemikalien sind ungeahnte hormonelle Disruptoren und müssen vollständig vermieden werden. Kaffee- und Teepflanzen werden stark mit Pestiziden besprüht. Es ist daher ratsam, Bio-Tee zu trinken.

**Faustregel: Nicht aus Plastikflaschen trinken; gefiltertes Wasser trinken und dieses gefilterte Wasser verwenden, um entkoffeinierte, organische Kräutertees zuzubereiten.**

## Lebensmittel, die nur in Maßen konsumiert werden sollten

### Rotes Fleisch

Rotes Fleisch sollte in Maßen gegessen werden, da es mit einem erhöhten Risiko für Herzerkrankungen verbunden ist. Rotes Fleisch enthält gesättigte Fettsäuren und hohe Mengen an Arachidonsäure, eine Verbindung, die Entzündungen im Körper verursacht. Entzündungen sind Vorbote vieler Krankheiten, darunter Herz-Kreislauf-Erkrankungen und Krebs. Darüber hinaus ist rotes Fleisch oft mit Farbstoffen, Antibiotika und Hormonen verunreinigt. Bei rotem Fleisch solltest du darauf achten, dass es sich um 100 % biologisch zertifiziertes Fleisch handelt.

**Faustregel: Gelegentlicher Konsum von rotem Bio-Fleisch (von grasgefütterte Tiere; antibiotika- und hormonfrei).**

## Nüsse und Hülsenfrüchte

Nüsse sind reich an gesunden Fetten und Hülsenfrüchte (wie Bohnen und Erbsen) sind gute Proteinlieferanten. Der Nachteil ist, dass einige von ihnen einen hohen Kalorien- oder Kohlenhydratgehalt haben und nicht leicht verdaulich sind. Sie enthalten Substanzen, die die Enzyme hemmen, die für die Verdauung und den Stoffwechsel notwendig sind. Wenn man Nüsse und Bohnen einweichen und keimen lässt oder kocht, werden sie für den Körper leichter verdaulich.

Eine zu vermeidende Nuss ist die Erdnuss. Erdnüsse sind stärker vom Schimmelpilzbefall betroffen. Dieser kann beim Verzehr zum Wachstum von Candida (hefeartigen Pilzen) im Darm führen. Eine Überwucherung mit Candida kann die Ursache für Blähungen, Völlegefühl, Müdigkeit und Gewichtszunahme sein. Erdnüsse enthalten neben rotem Fleisch auch Arachidonsäure, die das Immunsystem aktiviert und eine allergische Reaktion auslösen kann.

**Faustregel: Hülsenfrüchte vor dem Verzehr keimen lassen oder kochen; nicht öfter als dreimal pro Woche verzehren.**

## Vollkorn

Vollkorn enthält viele essentielle Vitamine und Mineralien, aber wie Hülsenfrüchte und Nüsse sind sie schwer zu verdauen. Vor dem Verzehr empfiehlt es sich, das Getreide gut durchzukochen und die Portionen auf maximal 40 Gramm pro Mahlzeit zu beschränken.

**Beispiele:**

- Amarant
- Brauner Reis
- Hirse
- Quinoa

# Zu vermeidende Lebensmittel

## Weizen und Gluten

Viele Menschen reagieren empfindlich auf Weizen und Gluten. Diese Empfindlichkeit führt zu Symptomen des Morbus Crohn, Colitis ulcerosa, Reizdarmsyndrom (RDS), schlechter Stimmung, Gewichtszunahme und Energielosigkeit. Die Eliminierung von Gluten und Weizen führt zu einer deutlichen Verbesserung der Gesundheit.

**Lebensmittel, die Weizen und Gluten enthalten und vermieden werden müssen:**

- Brot
- Süßigkeiten
- Fleischersatz
- Verpackte Lebensmittel
- Nudeln
- Gebäck und Backwaren
- Hefehaltige Lebensmittel

Alle hefehaltigen Lebensmittel tragen zur Überwucherung von Candida im Darm bei, die sich dann auf andere Bereiche wie die Haut oder Vagina ausbreiten können. Symptome der Überwucherung mit Candida sind Verstopfung, Völlegefühl, Blähungen, Pilzinfektionen der Haut, Hautausschläge, Gewichtszunahme und Müdigkeit. Wenn eines dieser Symptome auftritt, solltest du Lebensmittel vermeiden, die Zucker und Hefe enthalten.

**Hefehaltige Lebensmittel, die vermieden werden sollten:**

- Alkohol
- Brot
- Käse
- Gebäck und Backwaren

## Kaffee und schwarzer Tee

Sowohl Kaffee als auch schwarzer Tee sind harntreibend und führen zu einer Dehydrierung durch erhöhte Urinausscheidung. Diese Dehydrierung ist oft die Ursache für Verdauungsstörungen, Verstopfung, Kopfschmerzen und trockene, faltige Haut. Koffein stimuliert auch die Stressreaktion. Mit der Zeit kann diese Stressreaktion den Hormonspiegel negativ beeinflussen, indem sie die Nebennieren überlastet. Die Nebennieren sind für die Produktion von Cortisol und DHEA sowie für die Bildung einer bestimmten Menge an Testosteron, Progesteron und Östrogen bei postmenopausalen Frauen verantwortlich. Sie sind für den gesamten Hormonhaushalt von zentraler Bedeutung und benötigen oft zusätzliche Unterstützung.

## Alkohol

Alkohol trägt nicht nur zu einer Candida-Überwucherung bei, sondern belastet auch die Leber. Die Leber ist das wichtigste Organ für die Entgiftung von Hormonen und Abfallprodukten. Wenn sie mit der Entgiftung von Alkohol beschäftigt ist, bleibt ihr keine Zeit, unseren Körper von diesen überschüssigen Hormonen oder Abfallprodukten zu befreien.

## Saucen und Würzmittel

Saucen und Würzmischungen sind oft mit Salz, Zucker, Farbstoffen, Konservierungsmitteln und Aromen gefüllt. Sie werden kaum in ihrem natürlichen Zustand belassen. Vermeide sie so weit wie möglich und achte darauf, dass du nur kleine Mengen dieser Produkte verwendest.

**Beispiele für die eigene Zubereitung:**

- Salatdressing: Olivenöl, Balsamico-Essig und Zitronensaft
- Saucen: hausgemachter Hummus, Pesto, Salsa oder Guacamole

## Zucker und zuckerhaltige Lebensmittel

Darmpilze wie Candida lieben Zucker und gedeihen schnell in seiner Gegenwart. Außerdem beeinträchtigt Zucker unser Immunsystem erheblich und macht es anfällig für verschiedene bakterielle und virale Infektionen und Krebs. Eine zuckerreiche Ernährung trägt auch zur Gewichtszunahme bei und erhöht das Risiko für Diabetes. Maissirup mit hohem Fructosegehalt sollte unbedingt vermieden werden. Es wurde mit Übergewicht sowie Diabetes und Herzkrankheiten in Verbindung gebracht. Sämtliche Würzmischungen sollten auf fructosereichen Maissirup geprüft und ggf. entsorgt werden.

**Nachfolgend einige der Zuckerquellen, auf die besonders zu achten ist:**

- Galactose
- Maissirup mit hohem Fructosegehalt
- Zuckerhaltige Produkte
- Honig
- Lactose
- Maltose
- Ahornsirup
- Melasse
- Sorbit
- Saccharose

## Milchprodukte

Unser Verdauungssystem ist nicht für die Verdauung von Milchprodukten geschaffen. Es gibt kein einziges Tier, das über die Kindheit hinaus Milch trinkt und wir sollten sie auch nicht weiter trinken. Die Enzyme, die für die Verdauung der Muttermilch benötigt werden, nehmen im Laufe der Kindheit ab. Das macht es für Erwachsene unglaublich schwierig, die Milch zu verdauen. Aufgrund dieses Enzymmangels können die von uns aufgenommenen Milchprodukte bis zu drei Tage im Darm verbleiben, bis sie vollständig verdaut werden. Dies führt zu einer Überwucherung mit Candida und zu einer vermehrten Gärung im Darm. Dieser Gärungsprozess führt zu Verdauungsstörungen mit Blähungen und Gasbildung sowie zu einem toxischen Zustand. Die Milchindustrie hat uns glauben lassen, dass Milch und Milchprodukte die einzige Calciumquelle sind, was jedoch absolut nicht der Wahrheit entspricht. Es gibt Lebensmittel, die mehr Calcium enthalten als die meisten Milchprodukte.

**Calciumhaltige Alternativen:**

- Mandeln
- Sesam
- Bohnen
- Brokkoli
- Blattgemüse (dunkelgrün)
- Grünkohl
- Fenchel
- Feigen
- Spinat
- Tempeh

## Verpackte und verarbeitete Lebensmittel

Dosen, Flaschen, Schachteln und andere verpackte und verarbeitete Lebensmittel enthalten in der Regel raffinierte Zuckererzeugnisse, Konservierungsmittel und Farbstoffe sowie andere schädliche, versteckte Inhaltsstoffe. Diese müssen vollständig ausgeschlossen werden.

## Brotsorten und Backwaren

Diese enthalten einen hohen Anteil an Zucker. Der Zucker führt zu einer Gewichtszunahme, zu Energiemangel und zu vermehrtem Hunger und schwächt das Immunsystem nach Infektionen, Krebs und Verletzungen. Eine zuckerreiche Ernährung trägt auch zu einem gestörten Blutzuckerhaushalt und einem erhöhten Diabetes-Risiko bei.

## Verarbeitete und geräucherte Fleischwaren

Fleisch, Wurst und Räucherwaren enthalten viel Salz, Konservierungsmittel, Farbstoffe und Nitrate. Diese Chemikalien tragen zur Entstehung von Herzerkrankungen und Krebs bei und müssen vermieden werden.

## Fruchtsäfte und Limonaden

Diese enthalten einen hohen Anteil an Zucker. Konservierte, abgefüllte und gefrorene Säfte sowie alle Softdrinks gehören der Vergangenheit an. Frisch gepresster Fruchtsaft ist eine gute Alternative.

## Zusammenfassung

Zusammenfassend lässt sich sagen, dass die Mahlzeiten aus Gemüse, Obst, gesunden Fetten und Ölen sowie mageren Eiweißquellen (Bio-Magerfleisch, Bio-Eier, Fisch oder pflanzliche Eiweißquellen) bestehen sollten. Im Idealfall bestehen die Mahlzeiten zur Hälfte aus Gemüse und zur anderen Hälfte aus einer Mischung von mageren Proteinlieferanten, gesunden Fetten und Ölen, gekochten Hülsenfrüchten und/oder glutenfreiem Vollkorn.

# Vermeide Nahrungsmittel-unverträglichkeit

Es ist auch eine gute Idee, sich auf Lebensmittelunverträglichkeit testen zu lassen. Bei unbekannter Überempfindlichkeit gegenüber Nahrungsmitteln, die du tagtäglich zu dir nimmst, treten vermehrt Entzündungen im Körper auf, die zu Blähungen, Akne, Ekzemen, Müdigkeit, Migräne und/oder einer Gewichtszunahme führen können. Bei Auftreten eines dieser Symptome empfiehlt es sich, einen Test auf Nahrungsmittelunverträglichkeit durchführen zu lassen.

Der Test auf Nahrungsmittelallergien unterscheidet sich vom Test auf Nahrungsmittelunverträglichkeiten dadurch, dass der Test auf Nahrungsmittelallergien meist den Hautsticheltest für Allergiker betrifft. Der Allergologe prüft, ob eine allergische Reaktion vorliegt und keine Überempfindlichkeit. Allergische Reaktionen können z. B. Nesselsucht, Ekzeme, Atembeschwerden und Anaphylaxie auslösen und betreffen meist die Freisetzung von I-gE-Antikörpern und Histamin. Menschen mit Nahrungsmittelallergien zeigen typischerweise Symptome innerhalb von Minuten bis wenigen Stunden nach dem Verzehr allergieauslösender Lebensmittel.

Nahrungsmittelunverträglichkeiten wiederum betreffen die IgG-Antikörper und zeigen oft erst nach 2 bis 48 Stunden Symptome. Die Symptome sind allgemeiner und oft schwer auf ein bestimmtes Lebensmittel zurückzuführen. Deshalb ist es notwendig, einen Verdacht auf Nahrungsmittelunverträglichkeit auch tatsächlich zu testen.

# Hormonstörungen natürlich behandeln

Hormonelle Störungen sind meist durch mehr als ein Ungleichgewicht gekennzeichnet. Die Wechselwirkung von Hormonen führt oft zu einer Reihe von Ungleichgewichten. Für die Hormonproduktion werden verschiedene Hormone benötigt, so dass bei einem Hormonmangel oder -überschuss die Wahrscheinlichkeit hoch ist, dass auch die anderen Hormone auf dem gleichen Pfad aus dem Gleichgewicht geraten. Aufgrund dieser Kettenreaktion sind mehrere Hormone zu berücksichtigen, um zu verstehen, was letztlich mit dem gesamten Hormonsystem geschieht. Nur durch diesen ganzheitlichen Therapieansatz wird es möglich sein, die hormonellen Störungen zu erkennen und zu behandeln.

# Cortisol

Cortisol ist die wichtigste Schutzmaßnahme des Körpers gegen Stress, sowohl körperlich als auch emotional. Körperlicher Stress kann durch Verletzungen, Infektionen, zu viel Sport, Unterernährung, Veränderungen der Körpertemperatur, Entzündungen und vieles mehr ausgelöst werden. Emotionaler Stress wird durch den Alltagsstress, den Verlust von Familienangehörigen, emotionale und traumatische Erfahrungen und andere Faktoren ausgelöst, die unseren psychischen Zustand beeinflussen. Ohne Cortisol wären wir nicht in der Lage mit diesen Stressoren umzugehen. Es ist das einzige Hormon, das wir zum Überleben brauchen.

Cortisol wird von den Nebennieren produziert und ist für die Flucht- oder Kampfreaktion verantwortlich: Wir erkennen eine Gefahr, wir bekommen Angst, und unser Cortisol (zusammen mit anderen Stresshormonen) schießt los, um unseren Körper auf den Stress vorzubereiten und entweder im Kampf zu überleben oder vor der Bedrohung zu flüchten. Diese akuten Stressreaktionen führen u. a. zu einer Pupillenerweiterung, einem erhöhten Blutzuckerspiegel, einer vorübergehenden Abschaltung unseres Verdauungs- und Immunsystems und der Umleitung des Blutes von unseren inneren Organen in Richtung Gehirn und Skelettmuskeln.

Unser Körper ist darauf programmiert, Cortisol in Zeiten von Stress freizusetzen. Das Problem ist, dass Stress nur vorübergehend sein sollte. Zum Beispiel erkennen wir eine Bedrohung und beschließen vor ihr wegzulaufen. Sobald wir weit weg von der Gefahr sind und uns wieder sicher fühlen, löst sich die Stressreaktion auf und unser Cortisolspiegel normalisiert sich wieder. Stress ist heutzutage oft chronischer Natur. Stressige Jobs, Einhaltung von Fristen, häusliche Pflichten, lange Arbeitszeiten und eine nährstoffarme Ernährung führen zu Stressreaktionen. Als Folge sind die Nebennieren gezwungen, Cortisol in höheren Konzentrationen und über einen längeren Zeitraum freizusetzen. Mit der Zeit werden unsere Nebennieren müde, was zu Burnout und Symptomen einer Nebennierenschwäche führt. Daher ist es sehr wichtig, nach Wegen zu suchen, um unseren Stress zu kontrollieren und effektiv zu bewältigen.

# Cortisol-Überschuss

Cortisol wird durch Stress aus dem Gleichgewicht gebracht. Unter Stress produziert und setzt unser Körper mehr Cortisol frei, um mit dem Stress fertig zu werden. Dieser Stress ist jedoch ein temporärer Vorgang und nicht für Tage, Monate und Jahre vorgesehen, wie es heutzutage bei chronischem Stress der Fall ist.

Symptome von übermäßiger Cortisolproduktion sind oft mit typischen Stresssymptomen verbunden: Angst, Reizbarkeit und Schlaflosigkeit. Bei länger anhaltendem Stress können Muskel- und Knochenmasse reduziert werden, da Cortisol zu Proteinabbau, Hautverdünnung und erhöhter Krankheitsanfälligkeit führt (Cortisol dämpft das Immunsystem). Hohe Cortisolwerte finden sich oft bei Menschen mit stressigen Jobs, aber auch bei frischgebackenen Müttern, Studenten und Hochschulabsolventen.

Wenn sich dieser Stress nicht vermeiden lässt, können unsere Nebennieren Schwierigkeiten bekommen, mit der Situation Schritt zu halten. Sie sind vielleicht nicht mehr in der Lage, genügend Cortisol zu produzieren, um unseren täglichen Bedarf zu decken. Die Folge sind niedrigere Cortisolwerte und letztlich eine Nebennierenschwäche.

## Symptome eines hohen Cortisolspiegels

- Stress, Angst und Reizbarkeit
- Hautverdünnung
- Schlaflosigkeit
- Insulinresistenz
- Stressbelastung
- Reizbarkeit
- Gewichtszunahme im Bauchbereich
- Hoher Blutdruck
- Verlust von Muskel- und Knochenmasse
- Erhöhte Häufigkeit von Erkältungen und Grippe

Störungen des natürlichen Cortisol-Haushalts beginnen in der Regel mit einem Überschuss und können dann zu einer schnellen oder schleichenden Erschöpfung der Nebennieren und damit zu einem Cortisol-Mangel führen. Es gibt Menschen, die ein Leben lang mit einem hohen Cortisolspiegel funktionieren können, ohne dass die Nebennieren geschwächt werden. Andere wiederum entwickeln sehr plötzlich – nach einer Krankheit oder schwierigen Lebensumständen – eine Nebennierenschwäche. Der Cortisolspiegel kann mit den richtigen Maßnahmen auf ein optimales Niveau gehalten werden. Dies kann in der Regel mit einer ausgewogenen Ernährung, einer Änderung des Lebensstils und einer Auswahl an Kräutern oder Nahrungsergänzungsmitteln erreicht werden. Ein Überschuss an Cortisol ist im Allgemeinen mit einer Stressreaktion verbunden. Manchmal kann jedoch ein Cortisol-Überschuss durch eine Erkrankung namens Cushing-Syndrom verursacht werden. Bei sehr hohen Cortisolwerten ist es ratsam, einen Arzt aufzusuchen, um das Cushing-Syndrom auszuschließen.

# Cortisol-Überschuss ausgleichen

## Stress, Ängste und Reizbarkeit behandeln

## (Siehe Kap. Natürliche Hormontherapie auf Seite 50)

### Ernährung

- Proteine erhöhen
- Koffein und andere Stimulanzien reduzieren
- Zucker reduzieren

### Lebensstil

- Stress abbauen
- Moderate Übungen
- Ausreichend Schlaf
- Tägliche Routinen

### Nahrungsergänzung

Es gibt eine Reihe von Vitaminen, die für die Produktion von Cortisol, Noradrenalin und Adrenalin als Reaktion auf Stress notwendig sind. Zu diesen gehören vor allem die folgenden:

- Vitamin C
- Vitamin E
- Vitamin B5

**Heilpflanzen**

- Ashwagandha
- Sibirischer Ginseng
- Süßholzwurzel
- Passionsblume
- Helmkräuter

# Nebennierenschwäche

Die Nebennierenschwäche ist im Wesentlichen die Gesamtheit der Anzeichen und Symptome, die mit einem niedrigen Cortisolspiegel verbunden sind. Der Cortisolspiegel steigt in der Regel unter Stress an und kehrt dann innerhalb weniger Stunden zum Normalwert zurück. Heutzutage gewinnt der chronische Stress jedoch zunehmend an Bedeutung. Das bedeutet, dass der Cortisolspiegel über dem normalen Niveau bleibt, um den Anforderungen des Stresses gerecht zu werden. Wenn der Stress über einen längeren Zeitraum andauert, können unsere Nebennieren Probleme bekommen, den Bedarf an Cortisol zu decken. Das Ergebnis ist, dass der Cortisolspiegel zu sinken beginnt, was zu den typischen Symptomen einer Nebennierenschwäche führt.

# Cortisol-Mangel

Cortisol-Mangel (auch bekannt als Nebennierenschwäche) wird oft bei Menschen beobachtet, die ein geschäftiges Leben führen und unter enormen Stress stehen. Zu ihnen gehören z. B. Studenten, berufstätige Mütter, Menschen mit hoher Arbeitsbelastung, Menschen mit einer Vorgeschichte von Missbrauch sowie familiäre Konflikte oder auch der Verlust von Angehörigen. Die Erschöpfung der Nebennieren ist eine der häufigsten und am wenigsten diagnostizierten Hormonstörungen. Warum ein Cortisol-Mangel nicht auf Anhieb diagnostiziert wird, hängt damit zusammen, dass er in der Allgemeinmedizin nicht im Mittelpunkt der Blutuntersuchungen steht. Der Schwerpunkt liegt auf der Nebenniereninsuffizienz und nicht auf der Erschöpfung.

Von besonderer Bedeutung ist die Funktion der Nebennieren nach der Menopause. Nach der Menopause sind diese Hormondrüsen die Hauptquelle für die Bildung von Sexualhormonen. Die Nebennieren sind nur schwer in der Lage, eine ausreichende Menge an Cortisol für den täglichen Bedarf zu produzieren. Das bedeutet, dass die Werte von Östrogen, Progesteron, DHEA und Testosteron in den Wechseljahren schneller absinken können. Das führt zu einer Verschlimmerung der Wechseljahresbeschwerden.

## Symptome eines niedrigen Cortisolspiegels

- Müdigkeit und Erschöpfung
- Angst
- Konzentrationsstörungen
- Mangelnde Stressresistenz
- Niedriger Blutdruck
- Reizbarkeit
- Asthma
- Erhöhte Häufigkeit von Erkältungen und Grippe
- Verschlimmerung von Allergien (Umwelt und Lebensmittel)
- Ekzeme, Schuppenflechte und andere Hautausschläge
- Verlangen nach Salz oder Zucker

# Cortisol-Mangel ausgleichen

## Erschöpfung, Gewichtszunahme, schlechte Stimmung und Kopfschmerzen behandeln

## (Siehe Kap. Natürliche Hormontherapie auf Seite 50)

### Ernährung

- Proteine erhöhen
- Koffein und andere Stimulanzien reduzieren
- Zucker reduzieren

### Lebensstil

- Stress abbauen
- Moderate Übungen
- Tägliche Routinen

### Nahrungsergänzung

- Vitamin C
- Vitamin E
- Vitamin B5
- Nebennierenextrakte

### Heilpflanzen

- Ashwagandha
- Sibirischer Ginseng
- Süßholzwurzel

Nebennierenextrakte sind Nahrungsergänzungsmittel für Nebennieren, die aus natürlichem Nebennierengewebe bestehen, meist von Schweinen oder Rindern. Sie versorgen die Nebennieren mit den Rohstoffen, die sie während des Regenerationsprozesses benötigen. Werden Nebennieren in der Therapie eingesetzt, kann die Nebennierenfunktion in kürzerer Zeit wiederhergestellt werden. Es sollte jedoch beachtet werden, dass die Erholung der Nebenniere kein schneller Prozess ist. Bei der Wiederherstellung der Nebenniere kann es zwischen sechs Monaten und einem Jahr dauern, aber eine Verbesserung zeigt sich in der Regel innerhalb der ersten Monate.

**Nebennierenextrakte: 250 mg, 2-3-mal täglich**

# DHEA

Dehydroepiandrosteron (DHEA) wird hauptsächlich in den Nebennieren synthetisiert und eine kleine Menge wird auch im Gehirn produziert. Im Alter von etwa 70 Jahren sinken die DHEA-Werte um bis zu 90 Prozent, was zu einigen der Symptome und Beschwerden im Zusammenhang mit dem Alterungsprozess führt. DHEA erhöht die Energie, Libido und Knochenstärke und hilft unserem Körper bei der Wundheilung. Es verbessert auch unsere Stimmung, unser allgemeines Wohlbefinden und hilft uns, Stress zu bewältigen. In den letzten 10 Jahren wurde es als „Anti-Aging-Hormon" gepriesen. Der Grund dafür ist, dass Menschen, die gut altern, einen höheren DHEA-Wert zu haben scheinen als diejenigen, die dies nicht tun. Niedrige DHEA-Werte sind mit einem höheren Risiko für die Entwicklung von Typ-II-Diabetes, Herz-Kreislauf-Erkrankungen und entzündlichen Erkrankungen wie Arthritis und einigen Krebsarten verbunden. Eine Besonderheit von DHEA ist seine Fähigkeit, sich bei Bedarf in Östrogen und Testosteron umzuwandeln und den Auswirkungen von überschüssigem Cortisol bzw. Stress entgegenzuwirken. Symptome von hohem oder niedrigem DHEA treten oft zusammen mit einem Testosteron- und Cortisol-Ungleichgewicht auf.

## DHEA-Mangel

Der DHEA-Spiegel beginnt normalerweise ab Beginn des 30. Lebensjahres abzunehmen, aber die Symptome treten in der Regel nicht sofort auf (wie beim Testosteron). Wenn die Testosteron- und DHEA-Spiegel mit fortschreitendem Alter sinken, besteht ein erhöhtes Risiko für altersbedingte Krankheiten. Diese Korrelation ist so hoch, dass sinkende Spiegel von DHEA und Testosteron einen genaueren Hinweis auf den degenerativen Alterungsprozess geben. Bei chronischem Stress können die DHEA-Werte jedoch schneller sinken, so dass die Symptome früher auftreten. Da DHEA hauptsächlich in den Nebennieren produziert wird, hat Stress einen großen Einfluss auf die Produktion und Sekretion. Aus diesem Grund tritt der DHEA-Mangel oft zusammen mit Nebennierenschwäche bzw. Cortisol-Mangel auf. Störungen des DHEA-Gleichgewichts treten in der Regel in Form eines Mangels auf. Einige Krankheiten, wie z. B. PCOS, können uns jedoch zu hohen DHEA-Werten prädisponieren.

## Symptome eines niedrigen DHEA-Spiegels

- Nachlassen / Verlust des Muskeltonus
- Erhöhtes Bauchfett
- Konzentrationsstörungen
- Verminderte Libido
- Verlust von Körperhaaren (Scham- und Achselhaare)
- Verminderte Geräuschtoleranz

# DHEA-Mangel ausgleichen

## Konzentrationsschwäche, Bauchfett und niedrige Libido behandeln

## (Siehe Kap. Natürliche Hormontherapie auf Seite 50)

### Ernährung

- Koffein und andere Stimulanzien reduzieren
- Zucker reduzieren

### Lebensstil

- Stress abbauen
- Übungen
- Tägliche Routinen

### Nahrungsergänzung

- Vitamin C
- Vitamin E
- Vitamin B5
- Magnesium
- Nebennierenextrakte

### Heilpflanzen

- Ashwagandha
- Sibirischer Ginseng
- Süßholzwurzel

Die meisten der empfohlenen Nahrungsergänzungsmittel und Heilpflanzen bei Nebennierenschwäche bzw. Cortisol-Mangel wirken sich auch positiv auf die Erhöhung des DHEA-Spiegels aus.

# DHEA-Überschuss

Ein DHEA-Überschuss tritt in der Regel nur bei akutem Stress, bei Menschen mit Nebennierenerkrankungen, dem polyzystischen Ovarialsyndrom (PCOS) oder bei einer Überdosierung von DHEA-Präparaten auf.

## Symptome eines erhöhten DHEA-Spiegels

- Fettige Haut und Akne
- Verlangen nach Süßem
- Übermäßige Gesichtsbehaarung (Frauen)
- Stimmungsschwankungen

# Schilddrüsenhormone

Die Schilddrüsenhormone sind dafür verantwortlich, unseren Stoffwechsel, unsere Körpertemperatur und unser Gewicht und unsere Energie zu regulieren. Ein Ungleichgewicht dieser Hormone kann zu einer Veränderung von Gewicht, Energie, Appetit und Körpertemperatur führen. Die Hypophyse setzt das TSH-Hormon frei, um die Schilddrüse zu stimulieren, Thyroxin (T4) und Triiodthyronin (T3) abzusondern. T3 gilt als das aktive Hormon, das sich mit anderen Zellen, Geweben und Organen verbindet, um unseren Stoffwechsel zu starten, unsere Körpertemperatur zu regulieren und noch mehr. Unser Körper wandelt T4 in T3 nicht nur in der Schilddrüse um, sondern auch in der Leber und im Magen-Darm-Trakt. Wenn also unsere Leber und unser Magen-Darm-Trakt aufgrund von Ernährungsmängeln, Toxinen oder bestimmten Medikamenten nicht optimal funktionieren, produzieren wir möglicherweise nicht genügend T3.

## Schilddrüsenunterfunktion

Die Schilddrüsenunterfunktion (Hypothyreose) ist wie die Nebennierenschwäche, eine Krankheit, die nur selten diagnostiziert wird. Das Problem ist, dass eine Schilddrüsenunterfunktion nicht einfach zu diagnostizieren ist. Der normale Referenzbereich für Schilddrüsenhormone ist viel zu groß. Vielen Betroffenen mit Symptomen einer Unterfunktion wird fälschlicherweise erklärt, dass ihre Werte normal wären und sie keine weitere Untersuchung oder Behandlung bräuchten. Bei Verdacht auf eine Unterfunktion – auch wenn der Arzt der Meinung ist, dass die Befunde normal sind – würde ich vorschlagen, eine Zweitmeinung von einem anderen Arzt einzuholen, der mit der Diagnose und Behandlung von Schilddrüsenerkrankungen vertraut ist. Die Produktion und der Stoffwechsel von Schilddrüsenhormonen sind sehr komplex und werden meist von vielen verschiedenen Faktoren beeinflusst. Ernährungsmangel, Stress, Autoimmunität, Verdauungsstörungen und Schwankungen anderer Hormone können die Schilddrüsenfunktion beeinträchtigen. Menschen mit einer Schilddrüsenunterfunktion können Schwierigkeiten haben, Gewicht zu verlieren. Kopfschmerzen, Depressionen, Müdigkeit und Lethargie sowie chronische Muskelkater können ebenfalls auftreten.

## Symptome einer Schilddrüsenunterfunktion

- Erschöpfung und schlechte Stimmung
- Verstopfung
- Schwierigkeiten beim Aufstehen am Morgen
- Kopfschmerzen und Migräne
- Schwierigkeiten beim Abnehmen
- Menstruationsbeschwerden
- Kalte Hände und Füße
- Kälteempfindlichkeit
- Trockene Haut und Haare
- Haarausfall
- Ausfall der seitlichen Augenbrauen

# Schilddrüsenunterfunktion behandel

## Erschöpfung, Gewichtzunahme, schlechte Stimmung und Kopfschmerzen behandeln

(Siehe Kap. Natürliche Hormontherapie auf Seite 50)

### Ernährung

- Komplexe Kohlenhydrate erhöhen

Eine Ernährung mit einem höheren Anteil an komplexen Kohlenhydraten scheint die Produktion von Schilddrüsenhormonen zu erhöhen. Für Menschen mit Hypothyreose sind zusätzliche Mengen an Obst, Gemüse und Vollkorn besonders wichtig.

- Kreuzblütler-Gemüse in Maßen

Kohlgemüse (Grünkohl, Brokkoli, Kohl, Blumenkohl) ist äußerst wichtig für die Entgiftung der Leber und den Abbau überschüssiger Hormone. Diese scheinen jedoch die Funktion der Schilddrüse zu beeinträchtigen. Es ist daher ratsam, die Menge zu begrenzen oder durchzukochen. Das Kochen scheint die hemmende Wirkung auf die Schilddrüse zu reduzieren.

- Milch und Gluten vermeiden

Milchprodukte und Gluten müssen unbedingt vermieden werden, wenn der Grund für eine Schilddrüsenunterfunktion die Hashimoto-Thyreoiditis ist, eine Autoimmunerkrankung, die sich gegen die Schilddrüse richtet. Es hat sich gezeigt, dass sowohl Gluten als auch Milchprodukte die Autoimmunität bei der Hashimoto-Thyreoiditis verstärken.

### Lebensstil

- Stress abbauen
- Übungen
- Tägliche Routinen

## Nahrungsergänzung

In vielen Fällen wird eine Verbesserung der Schilddrüsenfunktion durch die Behebung von Vitamin- und Mineralstoffmangel erreicht. Ein Mangel an Zink, Selen, Jod und den Vitaminen C und D hängt oft mit einer Schilddrüsenunterfunktion zusammen.

- Zink
- Selen
- Jod
- Vitamin D3
- Schilddrüsenextrakt

Schweineschilddrüsen sind sehr nützlich für die Wiederherstellung der Schilddrüsenfunktion. Sie liefern hochwertiges Schilddrüsengewebe mit vielen verschiedenen Enzymen, Kofaktoren und Nährstoffen, die für eine optimale Schilddrüsenfunktion benötigt werden. Viele Betroffene bemerken nach der Einnahme der Extrakte eine gesteigerte Leistungsfähigkeit. Der natürliche Schilddrüsenextrakt ist verschreibungspflichtig und wird von der Krankenkasse übernommen.

**Natürliches Schilddrüsenextrakt: 100 mg, 1-2-mal täglich**

## Heilpflanzen

- Ashwagandha

# Schilddrüsenüberfunktion

Eine Überfunktion der Schilddrüse oder Hyperthyreose wird in der Regel durch eine Autoimmunreaktion gegen die eigene Schilddrüse verursacht. Die Hyperthyreose ist im Vergleich zur Hypothyreose leicht zu diagnostizieren und wird in der Regel erkannt.

## Symptome einer Schilddrüsenüberfunktion

- Erhöhter Gewichtsverlust
- Häufiger Stuhlgang
- Erhöhter Appetit
- Angst und Nervosität
- Schneller Herzschlag, häufiges Schwitzen
- Menstruationsbeschwerden
- Muskelschwäche
- Tremor

# Östrogen

Östrogene sind für die weiblichen Geschlechtsmerkmale bei Frauen verantwortlich, wie die Entwicklung der Brust, des breiten Beckens und der Fettverteilung um die Hüften und Oberschenkel. Sie regulieren auch den Blutdruck, verbessern die arterielle Elastizität, kontrollieren den weiblichen Menstruationszyklus und haben einen positiven Einfluss auf die Energie, Libido, Stimmung und das Gedächtnis. Darüber hinaus blockiert Östrogen den Knochenabbau. Aus diesem Grund sind postmenopausale Frauen, die einen niedrigeren Östrogenspiegel haben, einem erhöhten Risiko ausgesetzt, Osteoporose zu entwickeln.

## Östrogentypen

Es gibt im Prinzip drei verschiedene Typen von Östrogen: Östron, Östradiol und Östriol. Östron ist die Hauptquelle für Östrogen nach der Menopause. Östron und seine Zwischenprodukte wurden mit einem erhöhten Risiko für Brust- und Gebärmutterkrebs in Verbindung gebracht. Vor diesem Hintergrund ist es wichtig, dass die Werte nicht zu hoch sind. Dies ist eines der Probleme mit dem synthetischen Hormonersatz. Die gebräuchlichsten synthetischen Östrogene enthalten einen großen Anteil an Östron. In den Wechseljahren haben wir bereits mehr als genug davon, weshalb es ein Risiko birgt, zusätzliche synthetische Östrogene zu verwenden.

Östradiol ist das stärkste Östrogen und erreicht die höchsten Werte bei prämenopausalen Frauen. Es ist das einzige Östrogen, das die Knochenbildung stark fördert und Osteoporose vorbeugt. Östriol wird als das „schützende Östrogen" bezeichnet, weil es das Wachstum von Brust- und Gebärmuttergewebe nicht zu erhöhen scheint. Es ist das schwächste der drei Östrogene und tritt in hohen Konzentrationen während der Schwangerschaft auf. Östriol und Östradiol sind die Östrogene, die normalerweise bei der bioidentischen Hormonersatztherapie verwendet werden.

# Der weibliche Zyklus

Der weibliche Körper beginnt während der Pubertät höhere Östrogenspiegel zu produzieren. Während dieser Zeit setzt unsere Hypophyse das follikelstimulierende Hormon (FSH) und das luteinisierende Hormon (LH) frei, die dann die Eierstöcke erreichen, um die Produktion und Freisetzung von Östrogen zu fördern. Hier beginnt der weibliche Menstruationszyklus Gestalt anzunehmen.

Der weibliche Zyklus ist ein Zusammenspiel von Hormonen, das normalerweise zu zyklischen Veränderungen in den Eierstöcken und der Gebärmutter führt. Jeder Zyklus dauert etwa 28 Tage an und beinhaltet die Entwicklung und Freisetzung einer Eizelle aus den Eierstöcken und die Vorbereitung der Gebärmutter zur Aufnahme einer befruchteten Eizelle. Erfolgt keine Befruchtung, wird die Gebärmutterschleimhaut während der Menstruation (Tag 1) abgestoßen.

## Follikelphase

Die erste Phase des Menstruationszyklus ist die Follikelphase, die am ersten Tag der Menstruation beginnt. Während dieser Phase beginnt die Hypophyse, das follikelstimulierende Hormon (FSH) freizusetzen, um das Wachstum der in den Eierstöcken enthaltenen Follikel zu stimulieren. Jeder Follikel enthält eine Eizelle, die während des Eisprungs freigesetzt wird. Die Follikelphase dauert in der Regel etwa 12 bis 14 Tage an und endet mit einem abrupten Anstieg des luteinisierenden Hormons (LH), um die Freisetzung der Eizelle aus dem Follikel zu stimulieren.

## Eisprung- / Ovulationsphase

Der Eisprung erfolgt, wenn die Eizelle aus dem Follikel (Eibläschen) freigesetzt wird. Die Eizelle wandert dann durch den Eileiter, um von dem männlichen Spermium befruchtet zu werden. Diese Ovulationsphase dauert zwischen 16 und 36 Stunden an, wobei die Befruchtung der Eizelle nur bis zu 12 Stunden nach Freisetzung aus dem Follikel möglich ist.

# Lutealphase

Die Lutealphase beginnt unmittelbar nach dem Eisprung. Sie dauert etwa 14 Tage an und endet mit der Menstruation. In dieser Phase bildet der Follikel, der die Eizelle freigesetzt hat, eine Struktur, die als Corpus luteum (Gelbkörper) bezeichnet wird. Der Gelbkörper produziert Progesteron, um den Körper auf eine mögliche Schwangerschaft vorzubereiten. Progesteron bewirkt eine Verdickung der Gebärmutterschleimhaut, um zu verhindern, dass Bakterien und zusätzliche Spermien in die Gebärmutter eindringen können. Wird die Eizelle nicht befruchtet, degeneriert der Gelbkörper, was zu einem Rückgang des Progesteronspiegels führt. Dieser Rückgang – begleitet von einem sinkenden Östrogenspiegel – signalisiert den Beginn der Menstruation (Periode).

Die Menstruation tritt ein, wenn die verdickte Gebärmutterschleimhaut langsam abgebaut wird, um die Gebärmutter auf den nächsten Menstruationszyklus und eine mögliche Befruchtung vorzubereiten. Nach der Befruchtung der Eizelle produzieren die Zellen der Plazenta das humane Choriongonadotropin-Hormon (hCG), das den Corpus luteum (Gelbkörper) aufrechterhält, um die Produktion von Progesteron fortsetzen zu können. Schwangerschaftstests basieren auf dem Nachweis eines erhöhten hCG-Gehalts.

# Östrogenmangel

Östrogenmangel tritt am häufigsten bei postmenopausalen Frauen auf. Während der Wechseljahre sinkt die Östrogenproduktion der Eierstöcke allmählich ab. Die Nebennieren müssen die Produktion übernehmen. In diesem Lebensabschnitt sind unsere Nebennieren jedoch meist überlastet und haben bereits große Schwierigkeiten, genügend Cortisol zu produzieren. Es kann vorkommen, dass unsere Östrogenspiegel, die bereits auf natürliche Weise sinken, noch schneller sinken. Die Symptome dieser Unterversorgung von Östrogen sind die typischen Symptome der Wechseljahre. Bei Östrogenmangel geht es darum, die natürliche Östrogenproduktion zu unterstützen und gleichzeitig die Nebenwirkungen des Östrogenmangels zu reduzieren.

## Symptome eines niedrigen Östrogenspiegels

- Hitzewallungen und nächtliche Schweißausbrüche
- Trockene Haut
- Urinverlust beim Husten oder Niesen
- Trockene, gereizte Augen
- Falten um Augen und Lippen
- Knochenschwund, Osteoporose
- Niedergeschlagenheit und Depression
- Gehirnnebel
- Vaginale Trockenheit
- Gedächtnislücken
- Unregelmäßige Menstruationszyklen
- Haarausfall

# Östrogenmangel ausgleichen

## Hitzewallungen und Schlaflosigkeit behandeln

## (Siehe Kap. Natürliche Hormontherapie auf Seite 50)

### Ernährung

- Gewürzte Speisen vermeiden

  Es wurde festgestellt, dass scharfe Gerichte Hitzewallungen auslösen können. Die Wahrscheinlichkeit für das Auftreten von Hitzewallungen kann durch den einfachen Verzicht von scharfen Lebensmitteln minimiert werden.

- Soja in moderaten Mengen

  Das Thema Soja wird sehr kontrovers diskutiert. Meine Empfehlung ist es, fermentiertes Bio-Soja (z. B. Miso, Tempeh, Tamari) in die Ernährung aufzunehmen, aber in Maßen: höchstens zweimal pro Woche. Soja enthält Phytoöstrogene, welche die Östrogenproduktion und/oder die Wirkung von Östrogen im Körper fördern. Studien über die Wirkung von Soja auf den Östrogenspiegel zeigen widersprüchliche Ergebnisse, aber es ist bekannt, dass asiatische Frauen, die fermentiertes Soja konsumieren, die Symptome von Hitzewallungen, nächtliche Schweißausbrüche und Osteoporose reduzieren können. Verarbeitete Sojaprodukte (wie Sojajoghurt, -milch und -käse) enthalten oft Zusatzstoffe und Konservierungsmittel und werden nicht empfohlen. Darüber hinaus gibt es immer mehr Menschen, die empfindlich auf Soja reagieren. Aus diesem Grund empfiehlt es sich, vor dem Konsum von Soja einen Test auf Nahrungsmittelunverträglichkeiten zu machen.

- Alkohol und Koffein reduzieren

## Lebensstil

- Stress abbauen
- Krafttraining mit Gewichten
- Tägliche Routinen

## Nahrungsergänzung

Bei Östrogenmangel liegen die Aufmerksamkeit auf der Nebennierenfunktion und der Knochengesundheit. Sobald unser Östrogenspiegel sinkt, verlieren wir Calcium aus unseren Knochen. Deshalb müssen wir sicherstellen, dass wir genügend Calcium und die Vitamine D und K erhalten, um die Knochengesundheit zu fördern und zu erhalten.

- Vitamine C und E
- Calcium
- Vitamin D
- Vitamin K2

## Heilpflanzen

- Traubensilberkerze
- Alfalfa
- Tribulus terrestris

# Östrogen-Überschuss

Ein unausgeglichener Östrogenspiegel kann auf verschiedene Faktoren zurückzuführen sein: Ernährungsmängel, Umweltgifte, eine träge Entgiftung der Leber, Progesteronmangel sowie Alterung und Stress tragen zu einem Ungleichgewicht bei. In unserer Umwelt wimmelt es von Xenoöstrogenen, Chemikalien, die das Östrogen in unserem Körper nachahmen. Diese Xenoöstrogene finden sich in verschiedenen Kunststoffen, Reinigungsmitteln, Kosmetika, Wasser, Fleisch und Milchprodukten. Sie bauen sich in unserem Körper auf und verursachen ungewöhnlich hohe Östrogenspiegel und Symptome, die mit einem Östrogen-Überschuss verbunden sind. Ein zu hoher Östrogenspiegel führt oft zu einem relativen Progesteronmangel. Das bedeutet, dass der Östrogen-Überschuss und der Progesteronmangel ähnliche Symptome zeigen.

Bei einem Östrogen-Überschuss geht es darum, die Entgiftung des Körpers zu verbessern, mögliche Quellen von Xenoöstrogenen zu vermeiden und sie mit Progesteron auszugleichen. Die Leber ist dafür verantwortlich, unseren Körper von Giftstoffen und überschüssigen Hormonen wie Östrogen zu entgiften. Dazu werden viele verschiedene Vitamine benötigt und deshalb ist es wichtig, den Nährstoffbedarf optimal abzudecken. Die häufigsten Symptome im Zusammenhang mit überschüssigem Östrogen sind die typischen PMS-Symptome von Brustspannen, Reizbarkeit und starken Menstruationsblutungen. Frauen mit einem höheren Östrogenspiegel haben auch ein höheres Risiko, eine fibrozystische Mastopathie, Gebärmuttermyome und Eierstockzysten zu entwickeln.

## Symptome eines hohen Östrogenspiegels

- Schlafstörungen
- Angst und Nervosität
- Reizbarkeit und Unruhe
- Niedergeschlagenheit / Depression
- Starke Regelblutungen
- Menstruationsstörungen
- Fibrozystische Mastopathie
- Gebärmuttermyome
- Brustspannen vor der Regelblutung
- Reizbar und emotionaler vor der Regelblutung

# Östrogen-Überschuss ausgleichen

## PMS, Reizbarkeit und Gewichtszunahme

## (Siehe Kap. Natürliche Hormontherapie / Seite 50)

### Ernährung

- Ballaststoffe erhöhen
- Reduzierung von Alkohol und Koffein
- Zucker reduzieren

### Lebensstil

- Vermeidung von Xenoöstrogenen

Die wichtigste Änderung im Lebensstil ist die Vermeidung von Xenoöstrogenen. Die Xenoöstrogene sind in unseren Lebensmitteln, im Wasser, in Körperpflegeprodukten und Kunststoffen enthalten.

Häufige Quellen von Xenoöstrogenen:

- Bisphenol A (BPA), Polychlorierte Biphenyle (PCB)
- Kunststoff
- Phthalate und Parabene enthaltende Kosmetika
- Milchprodukte
- Chemische Reinigungsmittel
- Pestizide
- Antibabypillen
- Reinigungszubehör

- Bio-Lebensmittel

Richte deinen Fokus so weit wie möglich auf Bio-Lebensmittel. Pestizide und Herbizide sind reich an Xenoöstrogenen und sollten vermieden werden. Wer sich nur auf eine kleine Auswahl an Bio-Produkten beschränken will, sollte in erster Linie auf hormonfreies Bio-Fleisch und Bio-Milchprodukte zurückgreifen.

- Vermeidung von Kunststoffen

  Xenoöstrogene sind nicht nur in Plastikflaschen, sondern auch in Vorratsbehälter oder Folienbeutel enthalten. Am besten bewahrst du deine Lebensmittel in Edelstahl- oder Glasbehältern auf.

- Kosmetische Produkte

  Eine weitere wichtige Quelle von Xenoöstrogenen sind Kosmetika. In verschiedenen Kosmetika werden sowohl Östrogene als auch Xenoöstrogene zugesetzt. Es empfiehlt sich die Verwendung von Mineralkosmetik.

- Reinigungsmittel

  Herkömmliche Reinigungsmittel enthalten Xenoöstrogene. Diese herkömmlichen Produkte sollten durch Öko-Reiniger ersetzt werden.

## Nahrungsergänzung

Nahrungsergänzungsmittel umfassen Vitamine, die für die Entgiftung der Leber unerlässlich sind und einige Mineralien, die nachweislich die Symptome eines Östrogen-Überschusses reduzieren.

- Calcium und Magnesium
- Indol-3-Carbinol und Diindolylmethan
- Vitamin-B-Komplex
- Vitamine A, C und E
- Aminosäuren

## Heilpflanzen

- Mönchspfeffer (Keuschbaum)
- Nachtkerzenöl
- Mariendistel
- Löwenzahnwurzel

# Progesteron

Progesteron ist verantwortlich für den Erhalt der Schwangerschaft, den Schutz von Herz und Knochen, die Regulierung des Menstruationszyklus, die Verbesserung der Stimmung und den Abbau von Ängsten sowie für einen verbesserten Schlaf. Es wirkt als natürliches Antidepressivum, schützt die Brüste vor überschüssigem Östrogen und ist ein kardiovaskuläres Schutzmittel. Es hat auch starke krebshemmende Eigenschaften in Brust- und Gebärmuttergewebe.

Der Östrogenersatz wird daher immer zusammen mit Progesteron verordnet, um die proliferative Wirkung von Östrogen auf diese Gewebe zu blockieren. Progesteron spielt eine wichtige Rolle für die Stimmung und das Wohlbefinden einer Frau vor der Menstruation und während der Schwangerschaft. Es erhöht sich in der zweiten Hälfte des Menstruationszyklus in Vorbereitung auf die Implantation einer befruchteten Eizelle in die Gebärmutterwand. In der Schwangerschaft steigt es stark an. Wenn das Progesteron während der Schwangerschaft nicht optimal ansteigt, können frühe Fehlgeburten auftreten. Der Rückgang des Progesteronspiegels ist in den meisten Fällen die erste hormonelle Veränderung, die in den Wechseljahren eintritt.

## Progesteronmangel

Ein unausgeglichener Progesteronspiegel kann auf verschiedene Faktoren zurückzuführen sein: Ernährungsmängel, überschüssiges Östrogen, träge Entgiftung der Leber und Stress können zum Progesteronmangel beitragen. Das Absinken von Progesteron ist meist die erste hormonelle Veränderung, welche die Wechseljahre einleitet und zu einer Reihe verschiedener Symptome führt. Es gibt immer mehr prämenopausale Frauen mit Progesteronmangel, der zu PMS oder Empfängnisstörungen führen kann. Ein niedriger Progesteronspiegel während der Schwangerschaft ist mit einem erhöhten Risiko einer Fehlgeburt im ersten Trimester der Schwangerschaft verbunden. In diesem Zusammenhang ist es wichtig sicherzustellen, dass während der Schwangerschaft ausreichende Progesteronspiegel erreicht werden.

# Progesteronmangel in den Wechseljahren

Die Wechseljahre beginnen mit einem Rückgang verschiedener Hormone als Folge der nachlassenden Eierstockfunktion. Östrogen und Progesteron sind in erster Linie für die Regulierung des Menstruationszyklus verantwortlich. Mit dem Rückgang dieser Hormone wird der Menstruationszyklus nicht mehr reguliert, was die Menstruationsdauer verkürzt und schließlich zu einem vollständigen Ausbleiben der Menstruation führt.

In den Wechseljahren verringern die Eierstöcke die Produktion von Östrogen und Progesteron. Die Nebennieren übernehmen einen Teil der Arbeit der immer weniger aktiven Eierstöcke. Neben Testosteron, DHEA und Cortisol, die sie bereits produzieren, müssen sie nun auch Östrogen und Progesteron produzieren. Durch diese zusätzliche Belastung sinken auch die meisten der von den Nebennieren produzierten Hormone während der Wechseljahre. Die typischen Wechseljahresbeschwerden resultieren aus genau diesem allgemeinen hormonellen Absturz.

Um den Progesteronspiegel zu erhöhen, ist es notwendig, die natürliche Bildung und Freisetzung unseres Körpers nachzuahmen. Bei prämenopausalen Frauen ist es am besten, Progesteron in der zweiten Phase des Menstruationszyklus (von Tag 14 bis Tag 28) zu fördern, da der Progesteronspiegel in der Regel während dieser Phase ansteigt. Postmenopausale Frauen hingegen durchlaufen keinen monatlichen Zyklus mehr, so dass Progesteron während des gesamten Zeitraums gefördert werden kann.

## Symptome eines niedrigen Progesteronspiegels

- Schlafstörungen
- Angst und Nervosität
- Reizbarkeit und Unruhe
- Niedergeschlagenheit oder Depression
- Starke Regelblutungen
- Menstruationsbeschwerden
- Gebärmuttermyome
- Brustspannen vor der Regelblutung
- Reizbar und emotionaler vor der Regelblutung

# Progesteronmangel ausgleichen

## Unfruchtbarkeit, Reizbarkeit, PMS und Schlaflosigkeit behandeln

(Siehe Kap. Natürliche Hormontherapie auf Seite 50)

### Ernährung

- Ballaststoffe erhöhen
- Reduzierung von Alkohol und Koffein
- Zucker reduzieren

### Lebensstil

- Stress abbauen
- Übungen
- Tägliche Routinen

### Nahrungsergänzung

Viele Frauen bemerken bereits eine Verbesserung ihrer Symptome durch die Aufnahme bestimmter Vitamine und Mineralien. Zu diesen gehören Magnesium, Calcium, Vitamin B6 und essentielle Fettsäuren.

- Magnesium
- Calcium
- Vitamin B6

### Heilpflanzen

- Nachtkerzenöl
- Mönchspfeffer
- Sarsaparilla
- Löwenzahnwurzel

# Progesteron-Überschuss

Überschüssige Progesteronspiegel sind nicht sehr verbreitet. Am häufigsten ist dies bei einer Überdosierung von bioidentischem oder synthetischem Progesteron der Fall.

## Symptome von hohem Progesteronspiegel

- Schläfrigkeit und Depressionen
- Übelkeit
- Verstärkte Akne und Gesichtsbehaarung
- Brustschwellung

# Testosteron

Frauen produzieren auch Testosteron, nur in niedrigeren Konzentrationen: etwa 1/10 der von Männern produzierten Menge. Testosteron ist das Hormon, das Männer zu „Männern“ macht, indem es für die männlichen sekundäre Geschlechtsmerkmale sorgt, wie z. B. Gesichts- und Körperbehaarung, das schmale Becken und eine tiefere Stimme sowie eine erhöhte Muskel- und Knochenkraft. Testosteron steigert die Energie, die Leistungsfähigkeit, die Libido und das sexuelle Verlangen. Neben der Wirkung als Sexualhormon schützt Testosteron auch das Herz und die Blutgefäße, um das Risiko von Herz-Kreislauf-Erkrankungen zu reduzieren, baut Knochen- und Muskelmasse auf, reduziert Körperfett und erhöht das Selbstvertrauen und Wohlbefinden.

Bei Männern wird Testosteron hauptsächlich in den Hoden produziert. Bei Frauen werden 90 % des Testosterons in den Eierstöcken und 10 % in den Nebennieren produziert. Testosteron nimmt mit zunehmendem Alter sowohl bei Männern als auch bei Frauen deutlich ab. Der Testosteronspiegel beginnt Mitte des 20. Lebensjahres zu sinken, aber die Symptome treten meist erst in den Wechseljahren auf. Ein niedriger Testosteronspiegel führt zu verminderter Energie, Libido, Verlust von Muskel- und Knochenmasse, Mangel an Selbstvertrauen und Stimmungsschwankungen sowie erhöhter Fettansammlung und Faltenbildung. Testosteronmangel trägt auch zur vaginalen Trockenheit und Hitzewallungen bei, die bei postmenopausalen Frauen auftreten.

Bei optimalen Testosteronwerten können Stress und Ängste besser verarbeitet und das Selbstvertrauen gestärkt werden. In der Regel handelt es sich bei Störungen des Testosteronhaushalts um einen Mangel, aber auch einige Krankheiten, wie z. B. PCOS, können einen erhöhten Testosteronspiegel zur Folge haben.

# Testosteronmangel

## Symptome eines niedrigen Testosteronspiegels

- Verminderte Libido
- Nächtliche Schweißausbrüche
- Erschöpfung
- Hitzewallungen
- Erhöhtes Bauchfett
- Wehwehchen und Schmerzen
- Verlust von Knochen- und Muskelmasse
- Gesichtsfalten
- Verminderte sexuelle Leistungsfähigkeit bei Männern
- Mangelndes Selbstvertrauen

# Testosteronmangel ausgleichen

## Niedrige Libido, Müdigkeit und erhöhtes Körperfett (Bauchfett)

## (Siehe Kap. Natürliche Hormontherapie auf Seite 50)

**Ernährung**

- Proteine erhöhen
- Koffein und andere Stimulanzien reduzieren
- Zucker reduzieren

**Lebensstil**

- Stress abbauen
- Krafttraining mit Gewichten
- Ausreichender Schlaf

**Nahrungsergänzung**

- Zink

**Heilpflanzen**

- Koreanischer Ginseng
- Tribulus terrestris
- Sägepalme

# Testosteron-Überschuss

Normalerweise sind hohe Testosteronspiegel nur bei Menschen zu beobachten, die eine zu hohe Dosis exogenes Testosteron aufnehmen oder bei Frauen mit polyzystischem Ovarialsyndrom (PCOS). Hohe Testosteronspiegel können zu Aggressionen, erhöhter Gesichtsbehaarung und Akne führen. PCOS ist eine häufige Ursache für Amenorrhö (fehlende Menstruation) und Unfruchtbarkeit bei Frauen. Falls du also diese Symptome feststellst, lass deinen Testosteronspiegel testen, um PCOS auszuschließen.

## Symptome eines hohen Testosteronspiegels

- Übermäßige Gesichtsbehaarung (Frauen)
- Reizbarkeit und/oder Aggressionen
- Eierstockzysten (Frauen)
- Fettige Haut und Haare
- Akne
- Unfruchtbarkeit (Frauen)

# Natürliche Hormontherapie

## Ernährung

### Proteinreiche Ernährung

- Ein Cortisol-Überschuss kann den Blutzuckerspiegel erhöhen und damit zu einem erhöhten Risiko für Insulinresistenz und Diabetes führen. Eine proteinarme und kohlenhydratreiche Ernährung verstärkt dieses Ungleichgewicht. Um den Blutzuckerspiegel zu stabilisieren, die Energie zu erhöhen und das Risiko von Insulinresistenz und Diabetes zu reduzieren, empfiehlt es sich daher, zu jeder Mahlzeit Proteine zu sich zu nehmen.

- Eine proteinreiche Ernährung, vor allem aus tierischen Quellen, erhöht nachweislich den DHEA- und Testosteronspiegel. Was bei der Erhöhung des tierischen Proteinanteils nicht außer Acht gelassen werden sollte, ist eine möglichst saubere und schadstoffarme Ernährung. Das bedeutet: Bio-, grasgefüttertes, hormon- und antibiotikafreies Fleisch. Eine eiweißreiche und kohlenhydratarme Ernährung fördert auch den Fettabbau.

Einige Beispiele für proteinreiche Lebensmittel: Nüsse und Samen, Eier, Geflügel, Rindfleisch und Fisch (Vergleiche Kap. Ernährung für die Hormon-Balance).

## Ballaststoffreiche Ernährung

Ballaststoffe binden überschüssiges Östrogen im Magen-Darm-Trakt und scheiden es aus dem Körper aus. Wie bereits erwähnt, trägt überschüssiges Östrogen zu einem relativen Progesteronmangel bei. Es hat sich gezeigt, dass Frauen mit einer ballaststoffreicheren Ernährung weniger Symptome (z. B. Reizbarkeit, Brustspannen und Blähungen) eines Progesteronmangels aufweisen.

## Alkohol und Koffein reduzieren

- Koffein und andere Stimulanzien lösen eine Stressreaktion in unserem Körper aus und diejenigen, die bereits einen zu hohen Cortisolspiegel haben, werden sich durch den Konsum nur noch gestresster und ängstlicher fühlen. Die Nebennieren müssen mehr Cortisol produzieren, was schließlich dazu führen kann, dass man ständig erschöpft ist und auf Stress nicht mehr angemessen reagieren kann.

- Alkohol und Koffein können Hitzewallungen und nächtliche Schweißausbrüche auslösen. Darüber hinaus steht ein erhöhter Koffeinkonsum aber auch in Zusammenhang mit einem niedrigeren Östrogenspiegel bei prämenopausalen Frauen.

- Alkohol, Koffein und Östrogen werden in der Leber verstoffwechselt. Wenn unsere Leber damit beschäftigt ist, Koffein und Alkohol zu entgiften, bleibt weniger Zeit und Energie übrig, um die Östrogene zu entgiften. Bei einem Überschuss an Östrogen ist es wichtig, Alkohol und Koffein so weit wie möglich zu vermeiden. Schon ein mäßiger Konsum von Alkohol und Koffein kann zu einem Östrogen-Überschuss oder Progesteronmangel führen.

# Zucker reduzieren

In jeder hormonellen Schieflage ist es wichtig, auf Zucker zu verzichten. Eine zuckerarme Ernährung ist entscheidend für die Gesundheit. Andererseits führt eine zuckerreiche Ernährung zu Energiemangel, Verdauungsstörungen, Verhaltensproblemen, Übergewicht und erhöht das Risiko von Insulinresistenz, Diabetes und Krebserkrankungen.

- Viele Studien haben gezeigt, dass eine zuckerreiche Ernährung bzw. zuckerhaltige Lebensmittel mehr Symptome eines Östrogen-Überschusses bzw. Progesteronmangels verursachen im Vergleich zu einer zuckerarmen Ernährung.

- Ein Cortisol-Überschuss führt zu einem erhöhten Blutzuckerspiegel und einem erhöhten Risiko für Insulinresistenz und Diabetes. Für einen optimalen Blutzuckerspiegel ist es ratsam, Zucker aus der Ernährung zu verbannen.

- Zucker führt dazu, dass sich Menschen mit Nebennierenschwäche noch erschöpfter fühlen.

# Lebensstil

Ein gesunder Lebensstil ist entscheidend für einen optimalen Hormonhaushalt. Ausreichender Schlaf, minimaler Stress, tägliche Routinen, eine gesunde und ausgewogene Ernährung, Bewegung und Vermeidung von Xenoöstrogenen sind ebenfalls sehr wichtig für einen ausgewogenen Hormonhaushalt.

## Stress abbauen

Der Stressabbau ist ein wichtiger Schlüsselfaktor. Chronischer Stress kann schließlich zu gesundheitlichen Problemen wie Bluthochdruck, Fettleibigkeit, Verdauungsstörungen und Nebennierenschwäche führen. Unser Körper funktioniert am besten in Ruhephasen. Wenn unser Körper sich entspannt, kann er sich auf die Wiederherstellung des Gleichgewichts konzentrieren.

- Stress kann den Progesteronspiegel senken und auch zu einem niedrigeren Östrogenspiegel führen. Bei zu hoher Stressbelastung steigt der Bedarf an Cortisol. Um dieses zusätzliche Cortisol zu bilden, verschiebt sich die Hormonproduktion von Progesteron und Östrogen zugunsten der Cortisolproduktion. Die Folge ist ein niedrigerer Progesteronspiegel.

- Stress drosselt auch die Produktion unserer Schilddrüsenhormone und verursacht ein Ungleichgewicht anderer Hormone wie z. B. Cortisol und DHEA. Bei Stress sinken unsere DHEA-Werte in kürzerer Zeit. Bei Überlastung der Nebennieren werden zunächst höhere Mengen aller Nebennierenhormone produziert. Mit der Zeit werden sie jedoch unempfindlicher gegen Stress und produzieren nicht mehr genügend Mengen. Meditation, Yoga und Tai Chi sind gute Methoden zum Stressabbau und daher besonders für alle Menschen mit Nebennierenschwäche zu empfehlen.

Wer an chronischem Stress, Nebennierenschwäche bzw. Cortisol-Mangel leidet, muss Wege finden, diesen Stress auf ein Minimum zu reduzieren. Deine Nebennieren müssen sich erholen. Jede noch so geringe Stressbelastung mit der die Nebennieren zu kämpfen haben, verlängert den Heilungsprozess. Betrachte die Bereiche in deinem Leben, die dir am meisten Stress bereiten und überlege dir, wie du sie vermeiden kannst.

## Ausreichend Schlaf

Ausreichend Schlaf ist lebenswichtig für unseren Körper. Um am nächsten Tag optimal zu funktionieren und auf Stress angemessen zu reagieren, braucht man einen erholsamen Schlaf. In der Nacht, wenn unser Körper in Ruhe ist, kann er sich auf die hormonelle Produktion und das Gleichgewicht des Körpers konzentrieren. Wenn wir in dieser Zeit nicht genügend Schlaf bekommen, sinken Hormone wie z. B. Wachstumshormon (HGH), Testosteron, Melatonin und Insulin. Viele Menschen mit erhöhten Cortisolwerten haben Schwierigkeiten, nachts einzuschlafen, weil sie unruhig oder angespannt sind. In diesem Fall ist es ratsam, vor dem Schlafengehen zu meditieren oder schlaffördernde Tees wie Helmkraut oder Passionsblume zu trinken.

## Krafttraining mit Gewichten oder moderate Übungen

- Frauen mit niedrigem Östrogenspiegel haben ein erhöhtes Risiko für Osteoporose. Östrogen ist notwendig, um den Abbau von Knochen zu blockieren. Wenn unsere Östrogenspiegel sinken, helfen Übungen wie Ganzkörperübungen oder Krafttraining beim Erhalt oder sogar bei der Wiederherstellung der Knochenmasse.

- Frauen mit niedrigem Progesteronspiegel fühlen sich oft depressiv und müde. Bewegung und Körperübungen bauen nicht nur Stress ab, sondern beschleunigen auch unseren Stoffwechsel und die Freisetzung von natürlichen Endorphinen, was zu mehr Energie und glücklicheren Gedanken und Gefühlen führt.

- In zahlreichen Studien wurde ein Anstieg des Testosteronspiegels durch Krafttraining nachgewiesen. Dieser Anstieg des Testosterons führt zu einer verbesserten Muskelmasse und -definition sowie zum Abbau von Körperfett und zur Vorbeugung von Knochenschwund.

- Intensive Übungen führen jedoch zu einer Stressreaktion. Daher ist es wichtig, sich auf leichte bis mittelschwere Übungen zu konzentrieren oder die Trainingshäufigkeit zu reduzieren, wenn der Körper bereits mit einem überschüssigen Cortisolspiegel zu kämpfen hat. Menschen mit erhöhtem Cortisol sprechen sehr gut auf Yoga und Meditation an, die beide den Stress spürbar reduzieren.

- Bei einer Nebennierenschwäche fällt es einem schon schwer genug, mit den täglichen Stressoren im Alltag umzugehen. In diesem Fall empfiehlt es sich, auf sportliche Aktivitäten zu verzichten, die körperlichen Stress verursachen. Es ist daher ratsam mit Entspannungsaktivitäten wie Yoga, Pilates, Spaziergänge sowie leichtes Krafttraining anzufangen. Bei einer Erschöpfung der Nebennieren ist es besonders wichtig, auf den Körper zu hören und das Training abzubrechen, wenn man sich erschöpft fühlt. Auch wenn man sich erst nach dem Training oder am nächsten Tag ausgelaugt fühlt, kann die Belastung zu hoch gewesen sein. Höre auf deinen Körper und arbeite dich dabei Schritt für Schritt hoch.

- Gleiches gilt für DHEA-Mangel als Folge einer Nebennierenschwäche. Ist der DHEA-Mangel mehr auf den Alterungsprozess als auf eine Nebenniereninsuffizienz zurückzuführen, empfiehlt es sich, intensive Gewichts- und Kräftigungsübungen durchzuführen. Diese Trainingsformen führen zu einem erhöhten DHEA- und Testosteronspiegel.

- Bei einer Schilddrüsenunterfunktion kann schon der Gedanke an ein Training dazu führen, dass man sich müde fühlt. Daher ist es wichtig, mit dem Training langsam zu beginnen. Spaziergänge sind eine gute Möglichkeit, den Körper ohne Anstrengung in Bewegung zu bringen. Fange mit kurzen Spaziergängen an und arbeite dich langsam hoch. Das Wandern oder Waldspaziergänge eignen sich auch besonders gut, um etwas Zeit für sich selbst zu finden und Stress abzubauen.

## Tägliche Routinen

Tägliche Routinen sind wichtig für den allgemeinen hormonellen Zustand. Du solltest versuchen, an jedem Tag der Woche zur gleichen Zeit aufzuwachen, ins Bett zu gehen und deine Mahlzeiten (Frühstück-, Mittag- und Abendessen) zur selben Zeit zu verzehren. Ein geregelter Tagesablauf wird deine Anfälligkeit gegenüber Stress reduzieren, deinen Stoffwechsel stabilisieren und du wirst dich vitaler und ausgeglichener fühlen.

# Nahrungsergänzung

Es gibt drei Nahrungsergänzungsmittel, die für jeden von uns von Vorteil sind: Ein hochwertiges Multivitamin, Omega-3-Fettsäuren und Vitamin D.

## Multivitamin

Ein hochwertiges Multivitamin ist wichtig, um den Körper mit den Nährstoffen zu versorgen, die er in seiner Ernährung möglicherweise nicht erhält. Wir sind, egal wie gesund wir uns ernähren, immer noch anfällig für bestimmte Mängel. Gründe dafür dürften überbeanspruchte und nährstoffarme Böden sowie der häufige Einsatz von Pestiziden und Herbiziden sein.

Pestizide und Herbizide werden zum Schutz von Obst und Gemüse eingesetzt. Das Ergebnis ist jedoch, dass das Obst und Gemüse weniger eigene Schutzstoffe und Phytonährstoffe produziert. Diese Phytonährstoffe versorgen uns mit starken Antioxidantien wie Carotinoiden, Flavonoiden und Ellagsäure und wirken gegen bestimmte Krebsarten, reduzieren Entzündungen und beugen Allergien vor. Um chronischen Krankheiten vorzubeugen, ist es wichtig, ausreichende Mengen dieser Phytonährstoffe aufzunehmen.

Die Bodenverhältnisse sind der andere wichtige Faktor für die Menge an Phytonährstoffen, die eine Pflanze liefert. Moderne Anbaumethoden ermöglichen es heute, Böden und Felder mehrmals hintereinander für den Pflanzenbau zu nutzen. Die Übernutzung dieser Felder führt jedoch dazu, dass die Böden immer wieder ihrer Nährstoffe (Phosphor, Zink, Magnesium, Selen usw.) beraubt werden und keine Zeit zur Regeneration haben. Die auf diesen Feldern angebauten Pflanzen können daher nicht mehr so viele Nährstoffe aufnehmen wie in der Vergangenheit, weil diese Nährstoffe im Boden nicht mehr verfügbar sind.

## Omega-3-Fettsäuren

Omega-3-Fettsäuren sind wichtiger Bestandteil einer gesunden Ernährung, da unser Körper sie nicht selbst herstellen kann. Sie sind wichtig für eine optimale Gesundheit und Prävention von Krankheiten. Omega-3-Fettsäuren sind essentiell für eine optimale Gehirnfunktion, die Signalübertragung durch Nervenzellen und die Struktur und Funktion der Zellmembran. Sie reduzieren Entzündungen und Blutgerinnsel und fördern die Hormonsynthese. Omega-3-Fettsäuren sind in hohen Konzentrationen in fetten Fischen, Leinsamen und Chiasamen sowie in Seetang und Walnüssen enthalten. Mindestens 2 g Omega-3-Fettsäuren pro Tag sind empfehlenswert.

## Vitamin D3

Die Hauptquelle von Vitamin D ist das Sonnenlicht. Heutzutage, wenn die meisten Menschen ihre Zeit in Innenräumen verbringen, ist es kaum noch möglich, genügend Sonnenlicht für eine ausreichende Vitamin-D-Produktion zu erzielen. Eine 20-minütige Sonnenbestrahlung von Gesicht und Armen entspricht ca. 200 IE Vitamin D.

Vitamin D wird benötigt, um die Konzentration von Calcium im Serum aufrechtzuerhalten. Es erhöht den Calciumspiegel, indem es die Aufnahme im Darm fördert. Wenn der Calciumspiegel im Serum sinkt, beginnt der Körper, es aus dem Knochengewebe zu ziehen, um die niedrigen Calciumwerte auszugleichen. Im Laufe der Zeit kann dies zu Osteoporose führen. Ohne Vitamin D werden nur 10 bis 15 Prozent des Calciums aus der Nahrung aufgenommen. Vitamin D ist nicht nur für die Knochengesundheit wichtig. Es wird auch benötigt, um unsere Stimmung und Energie zu steigern und unser Risiko für bestimmte Arten von Krebs und Autoimmunerkrankungen sowie unser Risiko für Diabetes zu senken.

Vitamin D ist von besonderer Bedeutung für die autoimmune Schilddrüsenerkrankung, die Hashimoto-Thyreoiditis. Da Vitamin D eine so große Rolle bei der Regulierung unseres Immunsystems spielt, kann es die Schwere des Autoimmunangriffs auf unsere Schilddrüse verringern. Dieses Vitamin ist sehr wichtig, weshalb es sich empfiehlt, den Vitamin-D-Spiegel regelmäßig testen zu lassen.

Neben fettreichen Fischen wie z. B. Sardinen, Hering, Makrele, Heilbutt oder Lebertran gibt es nur wenige (unangereicherte) Vitamin-D-haltige Lebensmittel. Um genügend Vitamin D aus dem Sonnenlicht zu erhalten, sollst du jeden Tag mindestens 25 bis 30 Minuten in der Sonne sein, wobei Gesicht, Brust und Arme frei liegen.

Bei Östrogenmangel:
**Vitamin D3: 2.000 IE pro Tag**
(Die Dosis kann je nach den Werten im Blutserum variieren)

Bei Schilddrüsenunterfunktion:
**Vitamin D3: 2.000-5.000 IE pro Tag**
(Die Dosis kann je nach den Werten im Blutserum variieren)

## Vitamine A, C und E

Die Vitamine A, C und E sind alle starke Antioxidantien, die für die Entgiftung der Leber notwendig sind. Diese Vitamine schützen auch unsere Zellen vor Schäden und können sich positiv bei der Behandlung von Nerven- und Entzündungskrankheiten sowie Krebserkrankungen auswirken.

Die Vitamine C und E sind vor allem in den Wechseljahren von Vorteil, um die Nebennieren zu unterstützen. Nach der Menopause sind die Nebennieren bekanntlich für die Produktion der meisten Sexualhormone, einschließlich Östrogen und Progesteron, verantwortlich. Um diesen erhöhten Bedarf effektiv zu decken, müssen die Nebennieren mit Nährstoffen versorgt werden.

Vitamin C ist auch ein starkes Antioxidans und Immunbooster, ein Mittel zur Vorbeugung von Krebs und für die Bildung von Kollagen. Vitamin C wird für die Funktion und Regeneration der Nebennieren benötigt. Es muss in einer optimalen Menge vorhanden sein, damit die Nebennieren den Stress effizient bewältigen können. Es ist ein unverzichtbarer Kofaktor für die Nebennierenkaskade, d. h. für die Produktion von Nebennierenhormonen (wie Cortisol, Noradrenalin und Adrenalin) aus Cholesterin in den Nebennieren.

Ohne Vitamin C könnten die Nebennieren nicht mit dem Hormonbedarf Schritt halten, was wiederum zu einem niedrigeren Cortisol- und DHEA-Spiegel führen würde. Wer einen niedrigeren Cortisol- und DHEA-Spiegel hat und anfällig für Erkältungen ist, für den ist Vitamin C definitiv eine sinnvolle Nahrungsergänzung.

Wie Vitamin C spielt auch Vitamin E eine wichtige Rolle bei der Produktion von Nebennierenhormonen. Vitamin E sollte auf optimalen Level sein, damit sich die Nebennieren regenerieren und ihre Hormone wiederherstellen können. Die höchsten Konzentrationen an Vitamin E finden sich in den Nebennieren und der Hypophyse. Es muss in ausreichender Menge vorhanden sein, damit die Nebennieren eine optimale Menge an DHEA und Cortisol produzieren können.

**Vitamin A: 5000-10.000 IE täglich**
**(Nicht in der Schwangerschaft einnehmen)**
**Lebensmittel mit hohen Mengen an Vitamin A:** Leber, Blattgemüse, Spirulina, Spinat, Karotten, Süßkartoffeln, Papaya, Aprikosen

**Vitamin C: 1.000 mg, 2-3-mal täglich**
**Lebensmittel mit hohen Mengen an Vitamin C:** Acerola-Beeren, Camu-Camu, roter Chili, Grapefruit, Paprika, Wassermelone, Brokkoli, Rosenkohl, Blumenkohl, Brokkoli, Kiwi

**Vitamin E (Gemischte Tocopherole): 400-800 IE täglich**
Bei Cortisol-Überschuss oder Nebennierenschwäche: **800 IE täglich**
**Lebensmittel mit hohen Mengen an Vitamin E:** Sonnenblumenöl und -samen, Mandeln, Pekannüsse, Haselnüssen, Sonnenblumenkernen, Distelöl, Leinsamenöl, Weizenkeimöl, Süßkartoffeln, Tempeh

## Calcium und Magnesium

- Calcium und Magnesium haben sich bei Frauen mit überschüssigem Östrogen als vorteilhaft erwiesen. Sie reduzieren Brustspannen, Wassereinlagerungen, Migräne und Reizbarkeit.

- Calcium spielt eine wichtige Rolle beim Erhalt der Knochenmasse bei postmenopausalen Frauen. Wenn unser Östrogenspiegel abnimmt, verlieren unsere Knochen schneller Calcium. Dieser Calciumverlust kann bei postmenopausalen Frauen zu Osteopenie und Osteoporose führen. Eine ausreichende Versorgung mit Calcium ist daher unerlässlich.

- Calcium vermindert nachweislich die Symptome eines Progesteronmangels. Verschiedene Studien haben eine signifikante Verbesserung der Stimmung, von Brustspannen und Wassereinlagerungen gezeigt.

Calcium ist in hohen Konzentrationen in Rübstiele, Spinat, Sardinen, Brokkoli, Kohl und Milchprodukten enthalten.

- Magnesium wirkt sich, wie auch Calcium, nachweislich positiv auf Frauen mit Progesteronmangel aus. Es reduziert die Symptome von Brustspannen, Wassereinlagerungen, Migräne und Reizbarkeit. Frauen mit Symptomen eines Progesteronmangels haben einen niedrigeren Magnesiumspiegel in ihren roten Blutkörperchen als Frauen mit optimalen Werten.

- Neben den Vitaminen C, E und B5 ist Magnesium für eine funktionierende Nebenniere unverzichtbar. Es wird für die Produktion bestimmter Enzyme benötigt, die für die Nebennierenkaskade notwendig sind. Ohne diese wäre die Produktion von Nebennierenhormonen wie DHEA deutlich geringer.

Magnesium kommt in hohen Konzentrationen in Kakao, Nüssen (z. B. Paranüssen, Mandeln, Pekannüsse, Cashews), Samen, braunen Reis, Mangold, Bohnen, Sojabohnen, Kelp, Roggen und Buchweizen vor.

Bei Östrogen-Überschuss :
**Calcium: 600 mg täglich**
**Magnesium: 300 mg täglich**

Bei Östrogenmangel:
**Calciumcitrat: 400 mg, zweimal täglich**

Bei Progesteronmangel:
**Calciumcitrat: 600 mg täglich**
**Magnesium (Glycinat oder Citrat): 400 mg, zweimal täglich**

Bei DHEA-Mangel:
**Magnesium (Glycinat oder Citrat): 400 mg, zweimal täglich**

## Vitamin K2

Wie Calcium und Vitamin D ist Vitamin K2 wichtig für den Erhalt von Knochenmasse. Es ermöglicht die Bindung von Calcium-Ionen an die Knochen, so dass Knochenverkalkungen entstehen können. Zu Vitamin-K-Quellen gehören Grünkohl, Brokkoli, Kohl, Rinderleber und grüner Tee.

**Vitamin K2: 5-10 mg pro Tag**
(Kann die gerinnungshemmende Wirkung von Blutverdünnern, Warfarin und Coumadin beeinträchtigen)

## Indol-3-Carbinol und Diindolylmethan

Indol-3-Carbinol (I3C) ist eine Substanz, die in hohen Konzentrationen in Kreuzblütlern wie Brokkoli, Blumenkohl, Rosenkohl und Kohl vorkommt. Bei der Einnahme wird I3C in Diindolylmethan (DIM) umgewandelt, das dann im Darm aufgenommen wird. DIM trägt in erster Linie zu den positiven Eigenschaften von I3C bei, indem es selektiv an Östrogenrezeptoren bindet und als Östrogenantagonist wirkt. I3C hilft der Leber auch, schädliche Stoffwechselprodukte und östrogenähnliche Umweltchemikalien zu eliminieren.

**Indol-3-Carbinol/Diindolylmethan: 200 mg, 1-2 mal täglich**

## Vitamin-B-Komplex

B-Vitamine, speziell B2, B3, B6, B9 und B12, werden für die Entgiftung der Leber benötigt. Die Leber ist unser primäres Entgiftungsorgan und der wichtigste Weg, überschüssige Hormone zu verstoffwechseln. B-Vitamine sind in hohen Konzentrationen in Fisch, Geflügel, Rindfleisch, Vollkorn und verschiedenen Nüssen und Samen enthalten.

- Vitamin B6 wurde mit einer Verbesserung der Symptome eines Progesteronmangels in Verbindung gebracht, wie Reizbarkeit, schlechte Stimmung, Müdigkeit und Angstzustände. Es trägt auch zu einer Erhöhung unserer Glückshormone Dopamin und Serotonin bei. Vitamin B6 kommt in vielen verschiedenen Fischarten vor, in Geflügel, Schweinelende, Kleie, Bananen, Wassermelone, Avocado und Sonnenblumenkernen.

- Vitamin B5 wird mit einer optimalen Nebennierenfunktion in Zeiten von Stress in Verbindung gebracht. Es wird für die Synthese verschiedener Steroidhormone, einschließlich Cortisol, benötigt. Es ist besonders wichtig für die Synthese von Nebennierenhormonen. Bei einem Mangel können die Nebennieren sogar schrumpfen! Untersuchungen haben gezeigt, dass Menschen mit einem optimalen Gehalt an Vitamin B5 eine erhöhte Stresstoleranz aufwiesen. Hohe Konzentrationen an Vitamin B5 sind in Hühner- und Rinderleber, dunklem Geflügelfleisch, Bierhefe, Rindfleisch, Eiern und braunem Reis zu finden.

Bei Östrogen-Überschuss :
**Vitamin-B-Komplex: Mindestens 30 mg Vitamin B1 und B2, 50 mg B6 und mindestens 800 mcg Vitamin B9 und B12 täglich**

Bei Progesteronmangel:
**Vitamin B6: 50 mg, zweimal täglich**

Bei Cortisol-Überschüss / Nebennierenschwäche (Cortisol-Mangel) / DHEA-Mangel:
**Vitamin B5: 500 mg, zweimal täglich**

## Zink

Zink ist ein wichtiger Kofaktor für die Bildung von Schilddrüsenhormonen. Es wird benötigt, um T4 in T3, unser aktives Schilddrüsenhormon, umzuwandeln. Es konnte nachgewiesen werden, dass der T3-Spiegel allein durch die Nahrungsergänzung mit Zink zunimmt.

Zinkmangel wird mit einem niedrigen Testosteronspiegel und einer reduzierten Spermienzahl und -motilität bei Männern in Verbindung gebracht. Bei Männern mit Testosteronmangel, die zusätzlich Zink bekamen, wurden erhöhte Testosteronspiegel und eine verbesserte Spermienzahl und -motilität festgestellt. Zink ist auch deshalb wichtig, weil es die Umwandlung von Testosteron in Dihydrotestosteron (DHT) verhindert, ein Hormon, das mit männlichem Haarausfall und Prostatakrebs assoziiert wird. Sowohl Männer als auch Frauen, die exogenes Testosteron einnehmen, sollten einen optimalen Zinkspiegel sicherstellen.

Zink kommt in hohen Konzentrationen in Austern, Rindfleisch, Truthahn, Haferflocken, Linsen und Bohnen, Kürbis- und Sonnenblumenkernen sowie anderen Nüssen und Samen vor.

**Zink-Picolinat: 20-50 mg pro Tag**
(Kann die Kupferaufnahme stören; 2 mg Kupfer pro 20 mg Zink)

## Selen

Selen spielt eine wichtige Rolle bei der Wiederherstellung der Schilddrüse, indem es die Umwandlung von T4 in T3 unterstützt. Die Nahrungsergänzung mit Selen erhöht nachweislich den T3-Spiegel. Selen kommt in hohen Konzentrationen in Paranüssen, Heilbutt und Lachs, Mangold, Melasse und Austern vor.

**Selen: 200 mcg täglich**

## Jod

Jod kommt in hohen Konzentrationen in der Schilddrüse vor. Jod wird mit Hilfe des Enzyms Thyreoperoxidase für die Synthese der Schilddrüsenhormone T3 und T4 benötigt. In Gebieten, in denen Jodmangel weit verbreitet ist (z. B. in Afrika, Europa und im östlichen Mittelmeerraum), kann ein Nahrungsergänzungsmittel einen großen Beitrag dazu leisten, die Schilddrüse wieder ins Gleichgewicht zu bringen.

Ein Aspekt, der zu berücksichtigen ist, ist die Jod-Supplementierung bei der Hashimoto-Thyreoiditis. Da die Hashimoto-Thyreoiditis durch einen Autoimmunangriff verursacht wird, kann ein Anstieg der Thyreoperoxidase (ein Enzym, das für die Bildung von Schilddrüsenhormonen verantwortlich ist) durch die Ergänzung mit Jod die Autoimmunität noch weiter verstärken. Für Menschen mit Hashimoto-Thyreoiditis empfiehlt es sich grundsätzlich, eine zusätzliche Jodaufnahme zu vermeiden.

Jod kommt in hohen Konzentrationen in Kabeljau, Heilbutt, Sardinen und Hering vor.

**Jod: 200 mcg täglich**

## Aminosäuren

Aminosäuren sind die Bausteine der Proteine. Sie sind notwendig für unsere Stoffwechselprozesse wie die Produktion von Hormonen, Neurotransmittern und Enzymen sowie für die Entgiftung und Energiegewinnung. Es ist wichtig, dass wir über die Ernährung ausreichende Mengen an Proteinen aufnehmen, unabhängig davon, ob wir Hormonstörungen haben oder nicht.

Die wichtigsten Aminosäuren, die unserem Körper helfen, sich von überschüssigem Östrogen zu befreien, sind Glutamin, Lysin, Carnitin, Taurin und Cystein. Diese sind in hohen Konzentrationen in tierischen Produkten wie Geflügel, Fisch, Rindfleisch und Milchprodukten enthalten.

# Heilpflanzen

## Ashwagandha

Ashwagandha ist ein sehr wertvolles Heilkraut zur Behandlung von Nebennierenproblemen. Es gilt als Adaptogen der Nebennieren, d. h. es kann die Nebennierenfunktion wieder in ihren normalen Zustand versetzen:

- Wenn die Cortisol- und DHEA-Werte zu niedrig sind, erhöht Ashwagandha die Cortisol- und DHEA-Produktion und stellt die Normalwerte wieder her.
- Wenn der Cortisolspiegel zu hoch ist, bewirkt Ashwagandha eine Verringerung der Cortisolproduktion, was den Cortisolspiegel wieder auf ein Normalniveau zurückführt.

Ashwagandha wirkt nicht nur als Adaptogen, sondern erhöht auch Energie, Kraft, Ausdauer, Widerstandsfähigkeit und Libido und lindert Entzündungen. Es ist besonders nützlich bei entzündlichen Erkrankungen wie rheumatoider Arthritis und Osteoarthritis, die manchmal mit einer niedrigen Nebennierenfunktion einhergehen.

Ashwagandha enthält Phytonährstoffe, die zu einer erhöhten Produktion von T4 und T3 beitragen. Diese Heilpflanze wird zur Behandlung der Schilddrüsenunterfunktion und einer begleitenden Störung der Nebennieren bzw. Cortisolproduktion eingesetzt.

**Ashwagandha (getrocknete Wurzel): 600 mg, zweimal täglich**

## Sibirischer Ginseng

Wie Ashwagandha wirkt auch der sibirische Ginseng als Nebennieren-Adaptogen (zur Behandlung von Cortisol-Überschuss oder –Mangel). Er verbessert die Konzentrationsfähigkeit, steigert die Energie und Ausdauer und reduziert die Reizbarkeit. Er kann sich auf die Stimmung sehr positiv auswirken. Er kann sich sehr positiv auf die Stimmung auswirken und ist ein großartiges Mittel zur Linderung von Ängsten und zur Überwindung geistiger Erschöpfung.

Sibirischer Ginseng ist auch ein Mittel zur Stärkung des Immunsystems und damit zur Abwehr von Krankheiten. Menschen mit Nebennierenschwäche bekommen oft Erkältungen durch ein geschwächtes Immunsystem. Ginseng ist daher ein wunderbares Mittel, um das Immunsystem zu stärken und Erkältungen endgültig ein Ende zu setzen.

**Sibirischer Ginseng (getrocknete Wurzel): 800 mg, zweimal täglich**

## Koreanischer Ginseng

Koreanischer Ginseng ist ein vitalisierendes Heilkraut mit positiver Wirkung auf das Cortisol und Testosteron. Neben Cortisol erhöht es nachweislich den Testosteronspiegel und das freie Testosteron. Koreanischer Ginseng führt zu einer verbesserten männlichen Fruchtbarkeit und Spermienzahl und verbessert die Widerstandsfähigkeit bei akutem Stress. Er verbessert auch die Energie, Libido und Ausdauer.

**Koreanischer Ginseng: 200-400 mg täglich**

## Passionsblume

Die Passionsblume ist ein starkes Anxiolytikum zur Reduzierung von Reizbarkeit, Ängsten und Schlaflosigkeit. Es ist ein ideales Kraut für Menschen mit überschüssigem Cortisol, die aufgrund eines gestressten, geschäftigen Geistes an Schlaflosigkeit bzw. Schlafstörungen leiden.

**Passionsblume (getrocknet): 500 mg, zweimal täglich**

## Helmkräuter

Helmkräuter wirken, wie Passionsblumen, anxiolytisch. Sie reduzieren Ängste, emotionalen Stress und Schlaflosigkeit und sind daher ideal für Menschen, die unter Stress stehen bzw. hohe Cortisolwerte haben. Helmkräuter können auch bei Spannungskopfschmerzen helfen.

**Helmkräuter (getrocknete Wurzel): 600 mg, zweimal täglich**

## Süßholzwurzel

Die Süßholzwurzel hat eine insgesamt positive Wirkung auf die Nebennieren. Sie kann die Produktion aller Nebennierenhormone erhöhen. In Asien wird sie seit Jahrhunderten verwendet und ist in fast allen patentierten chinesischen Kräuterrezepturen inbegriffen. Süßholz hat eine Verbindung namens Glycyrrhizin, die dem Cortisol strukturell ähnlich ist und an Cortisolrezeptoren binden kann. Auf diese Weise können die Nebennieren eine kurze Pause einlegen, da der Körper annimmt, dass genügend Cortisol vorhanden ist. Glycyrrhizin kann auch die Halbwertszeit von Cortisol erhöhen, so dass es im Körper länger wirken kann. Es sollte beachtet werden, dass Süßholzwurzel den Blutdruck erhöhen kann, weshalb ihn Menschen mit hohem Blutdruck vermeiden sollten. Wenn du bemerkst, dass dein Blutdruck ansteigt, kannst du die Dosierung reduzieren oder ganz absetzen.

**Süßholzwurzel (Deglycyrrhizinierter / Süßholz-Wurzelextrakt): 500 mg, zweimal täglich**

## Mönchspfeffer (Keuschbaum)

Mönchspfeffer ist ein verbreitetes Heilkraut zur Behandlung von weiblichen Hormonstörungen. Es hat einen direkten Einfluss auf die Produktion und Freisetzung von Hypophysenhormonen. Es wird angenommen, dass es die Produktion des luteinisierenden Hormons erhöht und gleichzeitig die Freisetzung des follikelstimulierenden Hormons verhindert. Dieser Effekt fördert die Produktion von Progesteron im Gegensatz zu der von Östrogen. Mönchspfeffer ist ein wirksames Mittel, um PMS-Symptome und das Risiko von Fehlgeburten zu reduzieren, regelmäßige Menstruationszyklen zu fördern und das Wachstum von Brustveränderungen und Gebärmuttermyome zu reduzieren.

**Mönchspfeffer (standardisierter Extrakt): 200 mg, 1-2-mal täglich**

## Traubensilberkerze

Traubensilberkerze ist eine bekannte Heilpflanze zur Behandlung von Wechseljahresbeschwerden. Viele Frauen berichten von einer verminderten Schwere und Häufigkeit von Hitzewallungen, nächtlichen Schweißausbrüchen und Reizbarkeit während der Einnahme von Traubensilberkerzen.

Erste wissenschaftliche Studien haben gezeigt, dass es sich um ein Phytoöstrogen handelt, das in der Lage ist, die Östrogenproduktion unseres Körpers zu unterstützen und den Anstieg des luteinisierenden Hormons zu unterdrücken. Neue Forschungen zeigen jedoch etwas anderes. Trotz dieses Unverständnisses wissen wir, dass sie einen signifikanten Effekt auf die Symptome der Wechseljahre hat.

**Traubensilberkerze: 200-400 mg täglich**

## Tribulus terrestris

Tribulus terrestris ist ein wirkungsvolles Heilkraut, das den Östrogenspiegel reguliert und viele der Symptome verbessert, die mit Östrogenmangel in den Wechseljahren verbunden sind. Diese Heilpflanze kann die Fruchtbarkeit erhöhen, da sie nachweislich die Eierstöcke stimuliert und den Eisprung fördert. Sie wird seit Hunderten von Jahren mit großem Erfolg zur Behandlung von Unfruchtbarkeit eingesetzt.

Tribulus enthält sekundäre Pflanzenstoffe, die als steroidale Saponine bekannt sind und nachweislich den Testosteronspiegel erhöhen. Es wird angenommen, dass diese Saponine zu einem erhöhten Testosteronspiegel beitragen, indem sie das luteinisierende Hormon im Körper stimulieren. Ein ideales Kraut für Männer und Frauen mit niedrigem Testosteronspiegel und/oder zur Behandlung von Unfruchtbarkeit.

**Tribulus terrestris (Standardisierter Extrakt): 200-400 mg täglich**

## Sarsaparilla

Sarsaparilla wird für eine Vielzahl von Hormonstörungen eingesetzt. Es wird angenommen, dass es einen positiven Effekt auf den Progesteronspiegel hat. Der empfohlene Anwendungszeitraum liegt in der Lutealphase des Menstruationszyklus:

**Sarsaparille: 1-2 g täglich**

## Alfalfa

Alfalfa enthält Phytoöstrogene und fördert so die Östrogenproduktion und die Wirkung von Östrogen im Körper. Es hat sich gezeigt, dass es die mit Östrogenmangel und Wechseljahresbeschwerden verbundenen Symptome lindern kann.

**Alfalfa (getrocknet): 3-6 g täglich**

## Nachtkerzenöl

Nachtkerzenöl wirkt sich positiv auf die Symptome eines Progesteronmangels aus. Es enthält Phytohormone, die sowohl Progesteron als auch östrogenähnliche Substanzen enthalten. Nachtkerzenöl hat eine positive Wirkung auf die Symptome eines Progesteronmangels und eines damit verbundenen Östrogen-Überschusses (Östrogendominanz). Es enthält eine essentielle Fettsäure namens Gamma-Linolensäure, die dafür bekannt ist, Hormone auszugleichen und Entzündungen zu reduzieren. Frauen, die in der zweiten Hälfte ihres Menstruationszyklus eine Nachtkerzenöl-Supplementierung erhielten, erlebten eine deutliche Linderung der typischen PMS-Symptome wie Reizbarkeit, Brustspannen und -schwellungen sowie weniger Menstruationskrämpfe.

**Nachtkerzenöl: 2-3 g täglich**

## Mariendistel

Die Mariendistel hat keine direkte Wirkung auf die Hormone, sondern auf die Leber. Mariendistel hilft, die Entgiftungswege der Leber zu stimulieren und kann die Leber vor einigen der schädlichen Giftstoffe schützen, denen sie ausgesetzt ist. Mariendistel hilft dem Körper, überschüssige Östrogene abzubauen, indem sie die Entgiftung der Leber fördert.

**Mariendistel (Silymarin, Standardisierter Extrakt): 160 mg, 1-2-mal täglich**

## Löwenzahnwurzel

Wie die Mariendistel fördert die Löwenzahnwurzel die Entgiftung der Leber und unterstützt den Abbau überschüssiger Östrogene. Wenn die Entgiftung der Leber sich verlangsamt, können sich unsere Östrogenspiegel aufbauen und einen Östrogen-Überschuss verursachen, was wiederum zu einem relativen Progesteronmangel (Östrogendominanz) führt.

**Löwenzahn (getrocknete Wurzel): 2 g täglich**

## Sägepalme

Die Sägepalme gilt als männliches Stärkungsmittel, da sie das männliche Fortpflanzungs- und Harnsystem unterstützen kann. Sie erhöht nicht direkt den Testosteronspiegel, sondern verhindert die Umwandlung von Testosteron in Dihydrotestosteron (DHT), dem Hormon, das bekanntlich das Wachstum der Prostata fördert. DHT ist an der gutartigen Prostatahyperplasie und am Prostatakrebs beteiligt. Sägepalme in Kombination mit Zink reduziert diese Umwandlung signifikant und ist für alle Menschen von Vorteil, die exogenes Testosteron nehmen sowie für Männer mit einem erhöhten Risiko für Prostatakrebs.

**Sägepalme (Beeren-Extrakt): 320 mg täglich**

# Bioidentische Hormone

Die Hormonersatztherapie wurde oft zur Behandlung von Wechseljahresbeschwerden wie Hitzewallungen, Schlaflosigkeit, vaginaler Trockenheit und zur Vorbeugung von Osteoporose eingesetzt. Mittlerweile wird sie aber auch in jeder Lebensphase eingesetzt, wenn ein tatsächlicher Hormonmangel vorliegt und zusätzliche Unterstützung erforderlich ist. Die Hormonersatztherapie kann besonders bei PMS, Schilddrüsenunterfunktion, Nebennierenschwäche und zur Vorbeugung von Fehlgeburten zum Einsatz kommen. Es kann auch präventiv eingesetzt werden, um den Alterungsprozess zu verlangsamen und die damit verbundenen Symptome und Leiden vorbeugend zu behandeln.

Die bioidentische Hormonersatztherapie hat viele Vorteile und kann das Risiko von altersbedingten Krankheiten wie Herz-Kreislauf-Erkrankungen und Krebs deutlich reduzieren. Sie kann nicht nur das Risiko für verschiedene Krankheiten verringern, sondern auch die Energie, Stimmung, Libido und das allgemeine Wohlbefinden steigern. Wie bei vielen Therapien können jedoch, wenn der bioidentische Hormonersatz nicht richtig eingesetzt und überwacht wird, Risiken und Nebenwirkungen entstehen.

Um sicherzustellen, dass die besten Ergebnisse erzielt und das Risiko minimiert wird, ist es wichtig, diese Hinweise zu beachten.

- Natürliche oder naturidentische Hormonpräparate verwenden, die mit dem vom menschlichen Körper gebildeten Hormone identisch sind.
- Die Therapie sollte durch einen erfahrenen Arzt eingeleitet und überwacht werden.
- Fachärzte können den Hormonspiegel und das individuelle Risiko einschätzen und die Dosierung nach Bedarf anpassen, um optimale Ergebnisse und Erfolge zu erzielen.
- Es ist zu beachten, dass alle unsere Hormone zusammenwirken, d. h. sie müssen alle im Gleichgewicht sein.

Sowohl bioidentische als auch synthetische Hormone werden aus natürlichen Quellen hergestellt. Der Hauptunterschied zwischen bioidentischen und synthetischen Hormonen besteht darin, dass bioidentische Hormone die gleiche biochemische Struktur haben wie unsere körpereigenen Hormone.

Bioidentische haben im Vergleich zu synthetischen Hormonen mehr Vorteile und weniger Risiken. Da bioidentische Hormone die gleiche Struktur wie unsere menschlichen Hormone besitzen, binden sie an die gleichen Rezeptoren und wirken so wie menschliche Hormone. Synthetische Hormone hingegen binden nicht vollständig an die Rezeptoren, was zu einer anderen Wirkung und möglichen Nebenwirkungen führen kann.

## Vorteile von bioidentischen Hormonen gegenüber synthetischen Hormonen

- Identisch mit den Hormonen, welche der menschliche Körper bildet
- Ermöglicht eine individuelle Dosierung
- Deutlich weniger Nebenwirkungen und Risiken

Sowohl synthetische als auch bioidentische Hormone können die Symptome der Wechseljahre positiv beeinflussen. Bioidentische Hormone bergen aber bei richtiger Dosierung und Anwendung ein geringeres Risiko. Die Therapie mit bioidentischen Hormonen bietet die folgenden nachgewiesenen Vorteile:

- Reduzierung von Hitzewallungen, nächtlichen Schweißausbrüchen, vaginale Trockenheit
- Vorbeugung von Osteoporose
- Erhalt von Muskelmasse und Muskelkraft
- Schutz vor Herzinfarkt und Schlaganfall
- Verbesserung des Cholesterinspiegels
- Reduzierung der Risiken von Gebärmutter- und Brustkrebserkrankungen
- Reduzierung des Risikos für Depressionen
- Verbesserung von Schlaf, Stimmung, Konzentration und Gedächtnis
- Vorbeugung von Altersschwäche, Alterskrankheiten und Alzheimer-Krankheit
- Steigerung der Libido

Inzwischen stehen verschiedene Darreichungsformen wie Tabletten/Kapseln, Cremes und Gele sowie Lutschtabletten und Zäpfchen zur Auswahl. Hautcremes und -gele werden oft verschrieben, weil sie eine individuelle Dosierung, eine verlängerte Wirkungsdauer und die Umgehung der Leber ermöglichen. Bei Cremes und Gelen kann die Patienten-Compliance jedoch manchmal ein Problem darstellen. Einige finden, dass die Verwendung transdermaler Cremes mehr Zeit und Mühe erfordert als die Einnahme von Tabletten.

Ein weiterer Aspekt, der bei der transdermalen Anwendung zu berücksichtigen ist, ist die Möglichkeit der Hormonbildung und -speicherung. Bestimmte Hormone, wie z. B. Östrogen, werden in unseren Fettzellen gespeichert. Bei einigen Frauen können transdermale Anwendungen diese Speicherung tatsächlich fördern. Auch deshalb ist es wichtig, dass ein in der Hormonersatztherapie erfahrener Arzt regelmäßige Kontrollen vornimmt. Eine weitere Möglichkeit sind transdermale Pflaster, die zu einer verbesserten Patienten-Compliance führen. Der Nachteil ist, dass sie nur in vordefinierten Dosierungen erhältlich sind.

Bioidentische Hormone sind für viele verschiedene Hormone verfügbar, z. B. Östrogen, Progesteron, DHEA, Testosteron, Cortisol, Pregnenolon und Wachstumshormon. Bei der Verwendung bioidentischer Hormone ist es wichtig zu beachten, dass alle Hormone interagieren und sich gegenseitig beeinflussen. Das bedeutet, dass das gesamte Hormonsystem untersucht und reguliert werden muss und nicht nur ein Hormon.

Vor Beginn der bioidentischen Hormontherapie ist es notwendig, den aktuellen Hormonstatus zu ermitteln und einen individuellen Behandlungsplan zu erstellen. Es ist wichtig, die verschiedenen Symptome, Risiken und Gesundheitsziele mit einem Spezialisten zu besprechen, um sicherzustellen, dass der bioidentische Hormonersatz eine sinnvolle Behandlungsmethode ist. Jede Form der Behandlung hat Risiken und Nebenwirkungen, aber bei richtiger Dosierung und Kontrolle sind bioidentische Hormone eine ausgezeichnete Möglichkeit, einen Hormonmangel auszugleichen. Nach vorausgehenden Labortests (zur Bestimmung der vorhandenen Hormone im Körper) kann eine individuelle Behandlung erfolgen.

# Bioidentisches Östrogen

Bioidentisches Östrogen wird normalerweise bei postmenopausalen Frauen verschrieben, um die Symptome von Hitzewallungen, nächtlichen Schweißausbrüchen, Gedächtnisverlust und Osteoporose zu lindern. In einigen Fällen benötigen prämenopausale Frauen auch zusätzliches Östrogen, wenn z. B. unregelmäßige Menstruationszyklen auftreten oder die Menstruation völlig ausbleibt. Die meisten Frauen, die mit der bioidentischen Östrogenersatztherapie beginnen, erleben eine fast sofortige Verbesserung ihrer Hitzewallungen, nächtlichen Schweißausbrüchen und ihrer Reizbarkeit.

Es ist jedoch wichtig, auf Anzeichen einer Überdosierung zu achten, und zwar in Form von starken Regelblutungen, Brustspannen und/oder Reizbarkeit nach der Anwendung eines Östrogenpräparats. Wenn diese Symptome auftreten, bedeutet das, dass die Dosierung zu hoch ist und reduziert werden muss. Darüber hinaus müssen Frauen mit einer persönlichen oder familiären Vorgeschichte von Brust- oder Gebärmutterkrebs im Rahmen der bioidentischen Östrogentherapie streng überwacht werden, da Östrogen in der Regel das Wachstum dieser Gewebe erhöht. Um diesen Effekt auszugleichen, ist es notwendig, bioidentisches Progesteron zusammen mit dem Östrogen zu verwenden. Progesteron wirkt der Wirkung von Östrogen auf Brust und Gebärmuttergewebe entgegen und reduziert das Risiko von östrogenbedingtem Brust- und Gebärmutterkrebs.

# Darreichungsformen

Bioidentisches Östrogen kann in verschiedenen Darreichungs- und Verabreichungsformen verordnet werden. Orale Darreichungsformen sollten vermieden werden, da sie zu unerwünschten und potenziell schädlichen Nebenprodukten führen, die von der Leber metabolisiert werden. Die transdermale und sublinguale Verabreichung von Östrogen gilt als die sicherste Option.

Die Präparate unterscheiden sich nicht nur in der Darreichungsform, sondern auch in den verschiedenen Östrogentypen. Einige enthalten nur Östradiol, andere eine Kombination aus Östriol und Östradiol und wieder andere eine Kombination aus Östriol, Östradiol und Östron. Postmenopausale Frauen haben normalerweise genügend Östron, weshalb es in vielen Fällen sinnvoll ist, ein Präparat ohne dieses Östrogen zu wählen. Besteht ein Risiko für Osteoporose, kann ein östradiolhaltiges Präparat in Frage kommen, da Östradiol das Östrogen ist, das den Abbau von Knochengewebe blockiert.

**Wichtige Punkte, die zu beachten sind:**

- Bioidentisches Östrogen sollte in der niedrigsten effektiven Dosis und möglichst nur über eine kurze Zeit verschrieben werden. Die Therapie ist den individuellen Behandlungszielen und -risiken des Patienten entsprechend anzupassen.
- Östrogen sollte immer mit bioidentischem Progesteron kombiniert werden.
- Niemals orale Östrogene einnehmen.
- Auf Symptome eines Östrogen-Überschusses achten und die Dosierung entsprechend anpassen.

# Bioidentisches Progesteron

Wie Östrogen wird bioidentisches Progesteron vor allem zur Behandlung von Wechseljahresbeschwerden verschrieben. Es wird außerdem zur Regulierung des Menstruationszyklus, zur Reduzierung des Fehlgeburtsrisikos und zur Behandlung von PMS, Schlaflosigkeit und Angstzuständen eingesetzt. Mit zunehmender Östrogendominanz nehmen auch die prämenopausalen Symptome zu, die mit einem Progesteronmangel einhergehen.

Um den Menstruationszyklus aufrechtzuerhalten, wird empfohlen, dass prämenopausale Frauen Progesteron zyklisch anwenden. Progesteron wird in der zweiten Phase des Menstruationszyklus (Tage 14-28) eingesetzt. Wie beim Östrogen ist es wichtig, die Symptome von überschüssigem Progesteron im Rahmen der Progesterontherapie zu erkennen und ggf. die Dosis individuell zu reduzieren. Eine erhöhte Gewichtszunahme, Schläfrigkeit, geringe Libido und schlechte Stimmung sind Anzeichen für eine Überdosierung von Progesteron. Wie bei der Östrogentherapie sollten Frauen mit einer Vorgeschichte von Brustkrebs im Zusammenhang mit Progesteron unter der strengen Aufsicht eines Facharztes stehen.

## Darreichungsformen

Progesteron ist in verschiedenen Darreichungs- und Verabreichungsformen erhältlich. Es kann oral eingenommen werden, da der Leberstoffwechsel keine schädlichen Stoffwechselprodukte hervorbringt. Orales Progesteron eignet sich besonders für Frauen, die unter Schlaflosigkeit leiden, da es eine angstlösende und schlaffördernde Wirkung hat.

# Bioidentisches Testosteron

Bioidentisches Testosteron wird häufig für Männer und Frauen verschrieben, die unter Wechseljahresbeschwerden leiden (Andro- und Menopause). Die Dosierung bei Männern ist viel höher als bei Frauen, da Frauen natürlich einen deutlich niedrigeren Testosteronspiegel haben. Bei Frauen führt häufig schon eine DHEA-Gabe zu einer Verbesserung des Testosteronspiegels. Die Behandlung mit bioidentischem Testosteron führt bei Männern und Frauen oft zu einer Steigerung der Libido, Energie und Muskelkraft sowie zu mehr Selbstvertrauen und Selbstvertrauen. Testosteron kann auch die Fettspeicher im Bauchraum reduzieren.

## Darreichungsformen

Das bioidentische Testosteron ist in verschiedenen Darreichungsformen erhältlich. Es kann in Form von Tabletten (sublingual oder oral), Injektionen oder transdermalen Pflastern und Cremes verschrieben werden. Orale Darreichungsformen sollten vermieden werden, da in diesem Fall ein großer Teil des Testosterons über den Urin verloren geht. Bei der Anwendung von Testosteron ist es wichtig auf starke Symptome wie Aggression, verstärkte Körperbehaarung und verstärkten Körpergeruch und fettige Haare und Haut zu achten. Treten diese Symptome auf, sollte die Dosierung reduziert werden.

Ein weiterer wichtiger Aspekt bei der Testosteron-Substitution ist die Umwandlung von Testosteron in Östrogen und Dihydrotestosteron (DHT). Einige Menschen wandeln Testosteron sehr schnell in Östrogen und/oder Dihydrotestosteron um. Es ist daher wichtig, den Östrogen- und DHT-Spiegel zusätzlich zum Testosteronspiegel zu überwachen.

# Bioidentisches Dehydroepiandrosteron (DHEA)

Bioidentisches DHEA wird sowohl für Männer als auch für Frauen verschrieben, wobei die Dosierung für Frauen deutlich niedriger ausfällt. Niedrige DHEA-Werte sind mit der Menopause / Andropause, dem Rauchen, Stress, dem Altern und der Nebennierenschwäche verbunden. Es wird am häufigsten in den Wechseljahren und bei Nebennierenschwäche verordnet. Die Gabe von DHEA kann die Energie, Stimmung, Libido und Konzentration steigern und Ängste und Reizbarkeit reduzieren. Während der DHEA-Therapie ist es wichtig, die Symptome von verstärkter Gesichtsbehaarung, Akne und fettigem Haar frühzeitig zu erkennen.

## Darreichungsformen

Wie auch andere bioidentische Hormone ist DHEA in verschiedenen Darreichungs- und Verabreichungsformen erhältlich. Es ist wichtig, dass ein erfahrener Facharzt die Wirkung und mögliche Nebenwirkungen der Therapie überwacht. Sublinguale und transdermale Darreichungsformen sind den oralen Darreichungsformen vorzuziehen.

# Bioidentisches Cortisol

Bioidentisches Cortisol wird oft bei Erschöpfung bzw. Nebennierenschwäche / Cortisol-Mangel verschrieben. Natürlich ist es bei der Behandlung von Nebennierenschwäche ganz besonders wichtig, den Stress auf ein absolutes Minimum zu reduzieren und gesunde Schlaf- und Essgewohnheiten einzuhalten. Bioidentisches Cortisol kann die Konzentration und Stimmung verbessern und gleichzeitig Gehirnnebel, Reizbarkeit und Angstzustände reduzieren. Die Behandlung muss von einem erfahrenen Facharzt streng überwacht werden, da zu viel Cortisol zu unerwünschten Nebenwirkungen führen kann. Eine Überdosierung kann zu einem „Vollmondgesicht“, Bauchfett, Angst und Stress und/oder dünner Haut führen. Es ist wichtig, die körpereigene Cortisolproduktion nachzuahmen, um Störungen des zirkadianen Rhythmus (Schlaf-Wach-Rhythmus) zu vermeiden. Die höchsten Konzentrationen an Cortisol werden normalerweise morgens vom Körper freigesetzt und die niedrigsten am Nachmittag, am Abend und in der Nacht.

# Behandlung mit Schilddrüsenhormonen

Schilddrüsenhormone werden meist bei Patienten mit Symptomen der Schilddrüsenunterfunktion verordnet, wie z. B. Gewichtszunahme, Müdigkeit, trockene Haut und schlechte Stimmung. Die meisten Ärzte verschreiben Levothyroxin (T4), aber viele Patienten mit Unterfunktion haben Schwierigkeiten, dieses T4 in das aktive Hormon Triiodthyronin (T3) umzuwandeln. Um optimale Ergebnisse zu erzielen ist es daher in vielen Fällen sinnvoll kleine Dosen von T3 aufzunehmen. Während der Behandlung mit Schilddrüsenhormonen sollte mit einer niedrigen Dosis begonnen und diese alle 10 Tage schrittweise erhöht werden. Es ist wichtig, die Symptome wie Herzrasen, hohen Puls und Schwitzen, vermehrten Durst und Appetit und übersteigerter Energie zu erkennen. Bei den ersten Anzeichen und Symptomen ist es notwendig, die Dosis zu reduzieren und die Schilddrüsenwerte erneut zu untersuchen.

## Darreichungsformen

Schilddrüsenhormone sind in verschiedenen oralen Darreichungsformen erhältlich. Einige stammen aus Schweineschilddrüsen, andere sind ausschließlich T4- und T3-Präparate. Die natürlichen Schilddrüsenpräparate von Schweinen enthalten neben bioidentischen T4- und T3-Anteilen auch T1- und T2-Schilddrüsenhormone sowie zusätzliche Nährstoffe, die für eine optimale Schilddrüsenfunktion notwendig sind. Die Dosierung variiert von Person zu Person, wobei einige Menschen besser auf die natürlichen Präparate von Schweinen und andere wiederum besser auf die Kombinationspräparate mit T3 und T4 ansprechen.

# Fragebögen

## Bitte bewerte den Schweregrad deiner Symptome in den nachfolgenden Tabellen

### Die Werte 0-3 geben den Schweregrad der Symptome an:

**0 = keine**

**1 = mild**

**2 = mittel**

**3 = schwer**

Nachdem du den Schweregrad deiner Symptome bestimmt hast, addiere die Punkte und vergleiche die Gesamtpunkte mit dem zugehörigen Wertebereich. Liegt ein möglicher oder wahrscheinlicher Mangel / Überschuss vor, bitte noch einmal die entsprechenden Abschnitte durchlesen und sich über entsprechende Behandlungsmöglichkeiten informieren.

# *ÖSTROGENMANGEL*

| | **Punkte** |
|---|---|
| *Hitzewallungen und nächtliche Schweißausbrüche* | |
| *Schlechtes Gedächtnis und Vergesslichkeit* | |
| *Urinverlust beim Husten oder Niesen* | |
| *Trockene und gereizte Augen* | |
| *Dünne Gesichtsfalten an Augen und Lippen* | |
| *Niedergeschlagenheit und Depression* | |
| *Verminderte Festigkeit der Brüste* | |
| *Niedrige Libido* | |
| *Unregelmäßige Menstruationszyklen* | |
| *Schwache Regelblutung* | |
| *Schmerzhafter Geschlechtsverkehr durch vaginale Trockenheit* | |
| *Brüchige Knochen* | |
| *Osteopenie oder Osteoporose* | |
| ***Gesamtpunkte*** | |

## *Auswertung*

1. ***12 oder weniger = ausgeglichene Werte***
2. ***Im Bereich von 13 bis 23 = möglicher Mangel***
3. ***Über 23 = wahrscheinlicher Mangel***

# ÖSTROGEN-ÜBERSCHÜSS

| | Punkte |
|---|---|
| *Starke Regelblutung* | |
| *Gewichtszunahme an der Hüfte und den Oberschenkeln* | |
| *Gebärmuttermyome* | |
| *Reizbarkeit und schlechte Stimmung* | |
| *Schmerzhafte Menstruationsbeschwerden* | |
| *Brustspannen vor der Regelblutung* | |
| *Angst und Nervosität* | |
| *Reizbar und emotionaler vor der Regelblutung* | |
| **Gesamtpunkte** | |

## Auswertung

1. **8 oder weniger = ausgeglichene Werte**
2. **Im Bereich von 9 bis 16 = möglicher Überschuss**
3. **Über 16 = wahrscheinlicher Überschuss**

# PROGESTERONMANGEL

| | Punkte |
|---|---|
| *Schlafstörungen* | |
| *Angst und Nervosität* | |
| *Reizbarkeit und Unruhe* | |
| *Niedergeschlagenheit und Depression* | |
| *Brustspannen vor der Menstruation* | |
| *Reizbar und emotionaler vor der Menstruation* | |
| *Starke Regelblutungen* | |
| *Schmerzhafte Menstruationsbeschwerden* | |
| *Blähungen vor der Menstruation* | |
| *Gebärmuttermyome und/oder Eierstockzysten* | |
| *Unfruchtbarkeit* | |
| *Fehlgeburten in der Vergangenheit* | |
| **Gesamtpunkte** | |

## Auswertung

| *Frauen nach der Menopause:* | *Frauen in der Prämenopause und Frauen, die sich eine Hormonersatztherapie unterziehen:* |
|---|---|
| **1. 4 oder weniger = ausgeglichene Werte** | **1. 12 oder weniger = ausgeglichene Werte** |
| **2. Im Bereich von 5 bis 8 = möglicher Mangel** | **2. Im Bereich von 13 bis 23 = möglicher Mangel** |
| **3. Über 8 = wahrscheinlicher Mangel** | **3. Über 23 = wahrscheinlicher Mangel** |

# TESTOSTERONMANGEL

| | Punkte |
|---|---|
| **Männer und Frauen:** | |
| Verlust des Muskeltonus | |
| Erhöhtes Bauchfett | |
| Müdigkeit | |
| Verminderte Libido | |
| Hitzewallungen und/oder nächtliche Schweißausbrüche | |
| Vermindertes Selbstwertgefühl u. mangelndes Selbstvertrauen | |
| **Nur für Männer:** | |
| Verlust des Muskeltonus der Brust | |
| Verminderte Ausdauer beim Sport | |
| Verminderte sexuelle Leistungsfähigkeit | |
| **Gesamtpunkte** | |

## Auswertung

| Frauen: | Männer: |
|---|---|
| 1. **6 oder weniger = ausgeglichene Werte** | 1. **9 oder weniger = ausgeglichene Werte** |
| 2. **Im Bereich von 7 bis 11 = möglicher Mangel** | 2. **Im Bereich von 10 bis 20 = möglicher Mangel** |
| 3. **Über 12 = wahrscheinlicher Mangel** | 3. **Über 20 = wahrscheinlicher Mangel** |

# *DHEA-MANGEL*

| | **Punkte** |
|---|---|
| *Nachlassen / Verlust des Muskeltonus* | |
| *Erhöhtes Bauchfett* | |
| *Verlust von Körperbehaarung (Achsel- und Schamhaare)* | |
| *Verminderte Konzentration* | |
| *Fehlender Fokus* | |
| *Verminderte Geräuschtoleranz* | |
| *Niedrige Libido* | |
| ***Gesamtpunkte*** | |

## *Auswertung*

1. ***7 oder weniger = ausgeglichene Werte***
2. ***Im Bereich von 8 bis 14 = möglicher Mangel***
3. ***Über 14 = wahrscheinlicher Mangel***

# *TESTOSTERON- UND DHEA-ÜBERSCHUSS*

| | **Punkte** |
|---|---|
| *Erhöhte Gesichtsbehaarung* | |
| *Menstruationszyklus länger als 35 Tage* | |
| *Ausbleiben der Regelblutung* | |
| *Fettige Haut und Haare* | |
| *Akne* | |
| *Dysregulation des Blutzuckers (hoch oder niedrig)* | |
| *Unfruchtbarkeit* | |
| *Reizbarkeit und Aggressionen* | |
| *Polyzystisches Ovarialsyndrom (PCOS)* | |
| ***Gesamtpunkte*** | |

## *Auswertung*

1. ***9 oder weniger = ausgeglichene Werte***
2. ***Im Bereich von 10 bis 18 = möglicher Überschuss***
3. ***Über 18 = wahrscheinlicher Überschuss***

# CORTISOL-MANGEL

| | Punkte |
|---|---|
| *Konzentrationsschwäche / mangelnde Konzentrationsfähigkeit* | |
| *Wehklagen ohne erkennbaren Grund* | |
| *Erhöhte Reizbarkeit und Unruhe** | |
| *Müdigkeit und Erschöpfung, besonders am Nachmittag* | |
| *Schwierigkeiten beim Umgang mit Stress* | |
| *Verminderte Geräuschtoleranz* | |
| *Niedriger Blutdruck* | |
| *Verdauungsbeschwerden*** | |
| *Heißhunger auf Süßes oder Salziges* | |
| *Erhöhte Häufigkeit von Erkältungen und Grippe* | |
| *Verlangen nach Kaffee und anderen Stimulanzien* | |
| *Umwelt- und/oder Lebensmittelallergien* | |
| *Ekzeme, Schuppenflechte, Nesselsucht o. a. Hautauschläge* | |
| *Ermüdungserscheinungen während des Sports oder danach* | |
| **Gesamtpunkte** | |

**gegenüber Dingen, die in der Vergangenheit nie ein Problem darstellten*
***Blähungen, Völlegefühl, Bauchkrämpfe / -schmerzen*

## Auswertung

1. **14 oder weniger = ausgeglichene Werte**
2. **Im Bereich von 15 bis 26 = möglicher Mangel**
3. **Über 26 = wahrscheinlicher Mangel**

# CORTISOL-ÜBERSCHUSS

| | Punkte |
|---|---|
| *Gestresst / Stressgeplagt* | |
| *Schlafstörungen / Schlaflosigkeit* | |
| *Gewichtszunahme im Bauchbereich* | |
| *Nervosität und Aufregung* | |
| *Unter Strom / Gefühl auf Adrenalin zu laufen* | |
| *Reizbarkeit* | |
| *Hautverdünnung oder juckende, gereizte Haut* | |
| *Erhöhte Häufigkeit von Erkältungen und Grippe* | |
| *Hoher Blutdruck* | |
| *Unregelmäßige Menstruationszyklen* | |
| *Ungeklärte Unfruchtbarkeit* | |
| ***Gesamtpunkte*** | |

| ***Auswertung*** |
|---|
| ***Über 11 = erhöhte Cortisolwerte*** <br> ***(Hinweis auf erhöhte Stresswerte)*** |

# *SCHILDDRÜSENUNTERFUNKTION*

| | **Punkte** |
|---|---|
| *Kälteunverträglichkeit* | |
| *Kalte Hände und Füße* | |
| *Schwierigkeiten morgens aufzustehen* | |
| *Ständige Abgeschlagenheit* | |
| *Wiederkehrende Kopfschmerzen* | |
| *Leichte Gewichtszunahme* | |
| *Trockene Haut* | |
| *Trockene und brüchige Haare und Nägel* | |
| *Verstopfung, unregelmäßiger täglicher Stuhlgang* | |
| *Ausfall der seitlichen Augenbrauen* | |
| *Niedergeschlagenheit oder Depression* | |
| *Bei Einnahme: Antidepressiva entfalten ihre Wirkung nicht* | |
| *Familiäre Vorgeschichte von Schilddrüsenproblemen* | |
| ***Gesamtpunkte*** | |

## *Auswertung*

1. ***12 oder weniger = ausgeglichene Werte***
2. ***Im Bereich von 13 bis 23 = mögliche Unterfunktion***
3. ***Über 23 = wahrscheinliche Unterfunktion***

## *Gemüse-Omelette*

**1-2 Portion(en)**

### *Zutaten*

- *2 Bio-Eier*
- *1 Handvoll Spinat, geschnitten*
- *1 Tomate, gewürfelt*
- *½ kleine Zucchini, gewürfelt*
- *30 g Champignons, gehackt*
- *Prise Salz und Pfeffer*

### Zubereitung

*Die Eier in einer kleinen Schüssel verquirlen, in eine Pfanne geben und für ca. 3 Minuten braten. Die Ränder des Omeletts vorsichtig mit einem Spatel anheben, so dass der ungekochte Teil der Eier zu den Rändern fließt und kocht. Spinat, Tomaten, Zucchini und Champignons dazugeben. Mit dem Spatel eine Seite des Omeletts vorsichtig über das Gemüse falten. Etwa 3 Minuten weiter kochen lassen. Das Omelett aus der Pfanne heben und auf einen Teller geben. In zwei Hälften schneiden und servieren.*

# *Buchweizen- Amarant-Hirse-Brei*

***1 Portion***

## *Zutaten*

- *2 EL Buchweizen, gemahlen*
- *1 ½ EL Hirse, gemahlen*
- *½ EL Amarant, gemahlen*
- *1 EL Chia-Samen oder gemahlene Leinsamen*
- *1 TL Maca-Pulver*
- *¾ EL Protein-Pulver (optional)*
- *1 EL Rosinen oder Goji-Beeren*
- *1 Banane*
- *Prise Zimt*
- *250 ml Mandelmilch, ungesüßt*

## *Zubereitung*

*Die trockenen Zutaten vermischen und in einen Topf geben. Mandelmilch zugeben, gut vermischen und zum Kochen bringen. Die Banane in feine Scheiben schneiden und unterrühren. Die Temperatur herunterdrehen und den Brei bei niedriger Flamme einige Minuten aufquellen lassen. Bei Bedarf kann etwas mehr Flüssigkeit zugegeben werden, wenn sich der Brei sehr schnell verdickt. In einer Schale servieren und genießen.*

# *Haferflocken mit Ingwer u. Walnüssen*

*3 Portionen*

## *Zutaten*

- *0,5 l Wasser*
- *80 g Haferflocken*
- *40 g Rosinen*
- *2 TL Ingwer, gerieben*
- *1 EL Sonnenblumenkerne*
- *1 EL Walnüsse*
- *Salz, nach Geschmack*

## Zubereitung

*Wasser zum Kochen bringen. Hafer, Rosinen, Ingwer und eine Prise Salz hinzufügen. Bei niedriger Hitze weiter kochen, bis das Wasser aufgenommen wird und der Hafer cremig wird (ca. 10 Minuten). Sonnenblumenkerne und Walnüsse hinzufügen und servieren.*

# *Brauner Reis mit Pak Choi*

*1 Portion*

## *Zutaten*

- • *4 große Pak Choi Blätter*
- • *1 TL geröstetes Sesamöl*
- • *1 EL Reisessig*
- • *1 EL Tamari*
- • *60 g brauner Reis, gekocht*

## *Zubereitung*

*Pak Choi waschen und in mundgerechte Stücke schneiden. Sesamöl in einer Pfanne erhitzen. Pak Choi zugeben und 1 Minute unter Rühren braten. Essig, Tamari und Reis hinzufügen. Das Ganze unter leichtem Rühren kochen lassen (ca. 3 Minuten). In eine Schüssel geben und genießen.*

# *Gebratener Rosenkohl mit Cranberries*

*6 Portionen*

## *Zutaten*

- *2 EL Traubenkernöl*
- *1 kleine rote Zwiebel, in dünne Scheiben geschnitten*
- *30 g Mandelsplitter*
- *1 kg Rosenkohl, halbiert*
- *30 g Cranberries, getrocknet*
- *120 ml Wasser*
- *½ TL Meersalz*
- *Schwarzer Pfeffer, frisch gemahlen*

## *Zubereitung*

*Traubenkernöl in einem großen Topf erhitzen. Rote Zwiebel dazugeben und 2 Minuten anbraten. Mandelsplitter, Rosenkohl und Meersalz dazu-geben. Weitere 5 Minuten anbraten. Die getrockneten Cranberries und Wasser hinzufügen. Zugedeckt 5-10 Minuten garen, dabei gelegentlich umrühren. Mit frisch gemahlenem schwarzen Pfeffer würzen und servieren.*

# *Lachsfilet mit Petersilien-Kartoffeln*

*2 Portionen*

## *Zutaten*

- *200 g Kartoffeln*
- *300 g Lachsfilet*
- *Olivenöl*
- *Petersilie*
- *Salz*
- *Pfeffer*

## *Zubereitung*

*Etwas Olivenöl auf den Lachs geben, dann den Fisch salzen und pfeffern. In einem Topf ca. 20 Minuten dünsten. Die Kartoffeln in einem anderen Topf 15 Minuten lang kochen lassen und dann schälen und würfeln. Das Olivenöl in einer Pfanne erhitzen, die Kartoffeln dazugeben und leicht anbraten. Die Pfanne vom Herd nehmen. Die gehackte Petersilie zu den Kartoffeln geben und mit ihnen vermengen. Fisch und Kartoffeln auf einem Teller servieren und genießen.*

# *Nachtisch: Selleriestängel mit Mandelbutter*

*2 Portionen*

## *Zutaten*

- *2 Stangen Sellerie*
- *1 EL Mandelbutter*

## *Zubereitung*

***Sellerie waschen und in 10 cm Stäbchen schneiden. Sellerie mit Mandel-butter füllen und genießen.***

# *Brathähnchen mit Balsamico-Vinaigrette*

*8 Portionen*

## *Zutaten*

- *1 Bio-Hähnchen*
- *1 große Zwiebel, gehackt*
- *5 frische Feigen, geviertelt*
- *60 ml Balsamico-Essig*
- *50 g natives Olivenöl extra*
- *1 EL Dijon-Senf*
- *2 Knoblauchzehen, zerdrückt*
- *1 EL Ahornsirup*
- *Frische Rosmarinzweige*
- *Salz*
- *Schwarzer Pfeffer, frisch gemahlen*

## *Zubereitung*

***Backofen auf 250 Grad (Umluft 230 Grad) vorheizen. Hähnchen unter fließendem Wasser ausspülen. Das Hähnchen in eine große Auflauf-form einlegen. Mit Salz und frisch gemahlenem schwarzen Pfeffer bestreuen. Eine Hälfte der gehackten Zwiebel in den Hohlraum des Hähnchens geben und die andere Hälfte über den Pfannenboden verteilen. Die Feigen um das Huhn legen. Balsamico-Essig, Olivenöl, Dijon-Senf, Knoblauch und Ahornsirup in einer kleinen Schüssel oder Tasse verrühren. Über das Huhn gießen. Einige frische Rosmarinzweige auf und um das Huhn herum verteilen. Etwa 60 ml Wasser auf den Boden der Pfanne gießen.***

***In den Ofen legen und ca. 20 Minuten bei 250 Grad braten. Die Temperatur auf 150 Grad reduzieren und weiter garen, bis die austreten-den Säfte klar sind (ca. weitere 1½ Stunden). Mit einer dazu passenden Beilage servieren und genießen.***

# Tafelspitz mit Gemüse

### 4 Portionen

## Zutaten

- 1 kg Bio-Tafelspitzfleisch
- 4 ganze Karotten
- ½ Sellerieknolle
- ½ Stange Lauch
- 1 Bund Petersilie
- 50 g Petersilienwurzel
- Salz & Pfeffer
- Wacholderbeeren
- Pfefferkörner
- 3-4 Lorbeerblätter

## *Zubereitung*

***Der Dampfgarer ist ideal für die Zubereitung von einem Tafelspitz. Das Gemüse schälen und sauber waschen. In feine Stäbchen schneiden und zur Seite legen. Das Fleisch kalt abspülen und anschließend trocken tupfen und mit Salz und Pfeffer würzen. Das Fleisch zusammen mit dem Gemüse, den Pfefferkörnern und den Lorbeerblättern in eine Garschale geben, etwas Salz und Wasser hinzufügen. Jetzt bei 100 Grad für ca. 1,5 Stunden garen.***

***In der Zwischenzeit können Beilagen (z. B. Kartoffeln, Spinat, Grün-kohl, Salat) zubereitet werden. Sobald das Fleisch gar ist, aus dem Dampfgarer nehmen und in feine Streifen gegen die Fleischfaser schnei-den. Auf einem Teller servieren und einen Teil des Saftes und der Gemüse-Stäbchen über das Fleisch verteilen. Die Beilagen auf dem Teller an-richten und mit viel gehackter Petersilie servieren.***

# *Hähnchen-Fajitas*

*4 Portionen*

## *Zutaten*

### *Fajita*

- *700 g Bio-Hühnerbrust, in 1 cm dicke Streifen geschnitten*
- *2 EL Traubenkernöl*
- *2 mittelgroße rote Zwiebeln, längs geschnitten*
- *3 bunte Paprika, in 1 cm dicke Streifen geschnitten*
- *60 g frischer Babyspinat*
- *8-12 Mais-Tortillas (Wraps)*
- *2 Avocados, gehackt*
- *2 Tomaten, gehackt*
- *100 g gemischtes Salatgrün*
- *1 Jalapeño, gehackt (optional)*

### *Fajita-Marinade*

- *Saft von 1 Limette*
- *3 EL Olivenöl*
- *1 Knoblauchzehe, gehackt*
- *½ TL Salz*
- *½ TL Kreuzkümmel, gemahlen*
- *½ TL Chilipulver*
- *½ Jalapeño, gehackt*
- *50 g Koriander, gehackt*

## *Zubereitung*

*Die marinierten Zutaten in einer großen Schüssel mischen. Die Hühnerstreifen dazugeben und gleichmäßig bestreichen. 45 Minuten ziehen las-sen. Das Traubenkernöl in einer großen Pfanne auf großer Flamme erhitzen und die Hühnerstreifen braten, bis sie etwa ¾ der Garzeit (ca. 4-5 Minuten) erreicht haben. Die Zwiebel- und Paprikastreifen dazugeben und anbraten, bis die Zwiebeln weich und duftend sind. Den Spinat zu-geben und mitdünsten, bis er zusammenfällt. Zusammen mit Avocado, Tomaten, Salat und Jalapeño (falls gewünscht) servieren und genießen.*

# Kohlrabi-Nudeln mit Lachsfilet und Spargel

*2 Portionen*

## Zutaten

- *2 Lachsfilets*
- *300 g grüner Spargel*
- *2 große Kohlrabi*
- *1 EL Dill*
- *Olivenöl*
- *Salz*

## Zubereitung

*Kohlrabis abschälen und durch einen Spiralschneider drehen. Falls kein Spiralschneider zur Verfügung steht, können fertige Gemüse-Nudeln gekauft werden. Das Öl in einer Pfanne erhitzen und das Lachsfilet anbraten und je nach Dicke des Filets etwa 15 Minuten lang braten. In der Zwischenzeit Wasser in einem Kochtopf aufkochen, die Enden der Spargel abtrennen und für ca. 3 Minuten im heißen Wasser kochen. Die Kohlrabi-Nudeln dazugeben und mit dem Spargel al dente kochen. Das Gemüse abseihen und auf zwei Tellern anrichten, das Lachsfilet darauf legen und den Dill und das Salz darüber streuen.*

# *Kabeljau auf Kürbis-Nudeln*

*2 Portionen*

## *Zutaten*

- *1 Kürbis*
- *2 Kabeljaufilets*
- *2 EL Olivenöl*
- *10 frische Salbeiblätter*
- *50 g Kokosfett*
- *Salz*
- *Pfeffer*
- *Zitronensaft*

## *Zubereitung*

*Den Ofen auf 200 Grad vorheizen. Den Kürbis schälen und entkernen. Durch einen Spiralschneider drehen und auf einem Backblech verteilen und etwas Öl darüber träufeln. Im Backofen für ca. 10 Minuten backen. In der Zwischenzeit das Kokosfett in einem Topf aufschmelzen. Die Sal-beiblätter waschen und in das Kokosfett geben. Immer wieder umrühren, bis die Salbeiblätter leicht braun werden. Die Sauce beiseite stellen. Das restliche Öl in einer Pfanne erhitzen und die Kabeljaufilets auf beiden Seiten ca. 3 Minuten lang anbraten. Nach Belieben mit Salz, Pfeffer und Zitronensaft abschmecken. Die Kürbis-Nudeln aus dem Backrohr heraus-nehmen und mit der Salbei-Sauce vermischen. Zusammen mit dem Kabeljaufilet anrichten und servieren.*

# *Lachs-Sashimi-Salat*

*2 Portionen*

## *Zutaten*

### *Dressing*

- *3 EL Zitronen- oder Limettensaft*
- *2 EL Kokos Aminos oder Fischsauce (Ersatz für Sojasauce)*
- *2 EL Oliven- oder Avocadoöl*
- *1 EL geröstetes Sesamöl*

### *Salat*

- *20 g Rucola*
- *150 g roher Wildlachs, Haut entfernt und in 1,5 cm dicke Streifen geschnitten*
- *1 Avocado, in Streifen geschnitten*
- *1 Handvoll Brokkolisprossen*
- *1 EL Frühlingszwiebeln, gehackt*
- *1 EL schwarze Sesamsamen (optional)*
- *1 EL Pinienkerne, geröstet (optional)*

## *Zubereitung*

*Alle Dressing-Zutaten in einem Schälchen verrühren. Rucola-Blätter in das Dressing geben und in eine Schüssel geben. Lachs, Avocado und Sprossen auf die Rucola-Blätter legen. Die Frühlingszwiebeln, Sesamsa-men und Pinienkerne darüber streuen.*

# *Quinoa-Taboulé*

***6 Portionen***

## *Zutaten*

- *200 g Quinoa*
- *0,5 l Wasser*
- *400 g Kichererbsen, gekocht*
- *25 g Petersilie, gehackt*
- *1 Bund Minze, gehackt*
- *2 mittelgroße Gurken, gehackt*
- *2 Tomaten, gehackt*
- *3 EL Zitronensaft*
- *4 EL natives Olivenöl extra*
- *Meersalz, nach Geschmack*

## *Zubereitung*

*Quinoa mit dem Wasser in einem Kochtopf zum Kochen bringen. Die Hitze auf niedrig stellen und zugedeckt für 20 Minuten köcheln lassen oder bis der Quinoa die gewünschte Zartheit erreicht hat. Mit einer Gabel auflockern und zugedeckt noch 10 weitere Minuten ruhen lassen. Die Kichererbsen ausspülen und beiseite stellen. Kichererbsen, Petersilie, Minze, Gurke und Tomate in eine große Schüssel geben. Nach dem Abkühlen Quinoa hinzufügen und mit den anderen Zutaten vermengen. Zitronen-saft und Olivenöl in einem kleinen Schälchen vermischen und über das Gemisch aus Quinoa und Gemüse gießen. Sanft verrühren und nach Belieben salzen.*

# *Kohlgemüse mit Ingwer und Knoblauch*

***4 Portionen***

## *Zutaten*

- *600 g gemischtes Kohlgemüse, gehackt*
- *2 Knoblauchzehen, fein gehackt*
- *2 TL Ingwer, fein gehackt*
- *2 TL Tamari*
- *2 TL Olivenöl*

## *Zubereitung*

***Einen großen Kochtopf mit Wasser von 1,5 cm Höhe füllen und auf großer Flamme zum Kochen bringen. Gemischtes Kohlgemüse hinzufügen und ca. 5 Minuten garen, bis die gewünschte Zartheit erreicht ist. In einer Pfanne Knoblauch und Ingwer goldbraun anbraten. Das Gemüse durch ein Sieb passieren und in eine Schüssel geben. Knoblauch, Ingwer, Tamari und Olivenöl hinzufügen und gut vermischen.***

# *Kohlgemüse mit gerösteten Pinienkernen und Rosinen*

*6 Portionen*

## *Zutaten*

- *40 g Pinienkerne*
- *1 EL Traubenkernöl*
- *600 g gemischtes Kohlgemüse, gehackt*
- *½ TL Meersalz*
- *40 g Rosinen*

## Zubereitung

***Den Ofen auf 180 Grad vorheizen. Die Pinienkerne auf ein Backblech legen und ca. 5 Minuten lang bzw. hellbraun backen. Beiseite stellen und abkühlen lassen. Traubenkernöl in einer Pfanne erhitzen. Kohlgemüse, Meersalz und Rosinen hinzufügen, umrühren und 5 Minuten kochen las-sen. Pinienkerne und Gemüse in einer Schüssel servieren und genießen.***

# *Krautsalat mit Mandeln und Rosinen*

*6 Portionen*

## *Zutaten*

### *Krautsalat*

- *300 g Weißkohl, in Streifen geschnitten*
- *150 g Rotkohl, in Scheiben geschnitten*
- *4 Karotten, gerieben*
- *40 g frischer Schnittlauch, gehackt*
- *80 g Mandeln, zerkleinert*
- *70 g Rosinen*

### *Dressing*

- *6 EL Olivenöl*
- *4 EL Apfelessig*
- *1 EL Honig*
- *1 TL Dijon Senf*
- *½ TL Meersalz*

## *Zubereitung*

*Kohl, Karotten, Schnittlauch, Mandeln und Rosinen in einer großen Schüssel vermischen. Die Zutaten für das Dressing in einer kleinen Schüssel verrühren. Über das Gemüse gießen und unterrühren.*

# *Linsensuppe*

***4 Portionen***

## *Zutaten*

- ***100 g rote und grüne Linsen***
- ***150 g Zwiebeln, gehackt***
- ***800 g Dosentomaten (Bio, BPA-frei), gehackt***
- ***2 Knoblauchzehen, zerdrückt***
- ***1 Selleriestängel, gehackt***
- ***2 Karotten, gehackt***
- ***140 g Kohl, zerkleinert***
- ***500 ml Gemüsebrühe***
- ***1 TL Salz***
- ***½ TL Schwarzer Pfeffer, gemahlen***
- ***½ TL Basilikum und Thymian (getrocknet)***
- ***¼ TL Currypulver***

## *Zubereitung*

***Die Linsen in einen großen Kochtopf geben und die doppelte Menge an Wasser hinzufügen. Zum Kochen bringen, die Hitze reduzieren und ca. 15 Min. köcheln lassen. Linsen abtropfen lassen, abspülen und wieder in den Topf geben. Zwiebeln, Knoblauch, Sellerie, Karotten und Kohl 5 Min. anbraten. Die gebratenen Zwiebeln, Knoblauch, Sellerie, Kohl, Gemüsebrühe und Tomaten in den Topf mit den Linsen geben und mit Salz, Pfeffer, Basilikum, Thymian und Curry würzen. Ca. 1 Stunde kochen lassen. Warm servieren.***

# Gemüsesuppe

***4 Portionen***

## Zutaten

- *150 g Kartoffeln*
- *150 g Karotten*
- *150 g Wirsing oder Kohl*
- *1 kleine Sellerieknolle*
- *1 Zwiebel*
- *2 l Wasser*
- *Gemüsebrühe (optional)*
- *Petersilie*
- *Schnittlauch*
- *Salz*
- *Pfeffer*

## Zubereitung

***Alle Zutaten waschen, schälen, in kleine Stücke schneiden und mit 2 Liter Wasser kochen. Nach Wunsch mit Gemüsebrühe abschmecken. Die Petersilie, den Schnittlauch und etwas Salz und Pfeffer dazugeben.***

# Kürbis-Süßkartoffelsuppe

**4 Portionen**

## Zutaten

- 2 große Süßkartoffeln
- 1 Zwiebel
- 1 rote Paprika
- 1 Röschen Brokkoli, Pak Choi oder Blumenkohl
- ½ Butternuss-Kürbis
- 3 Knoblauchzehen
- 1 Handvoll Petersilie
- 2 Zweige Rosmarin
- Salz

## Zubereitung

*Alle Zutaten zerkleinern und zusammen mit Wasser in einen großen Kochtopf geben. Die Mischung weich kochen und pürieren. Mit Petersilie garnieren und servieren.*

# *Orangen-Rotkohl-Salat mit Walnüssen*

*3 Portionen*

## *Zutaten*

### *Salat*

- *2 Orangen*
- *1 Rotkohl, in kleine Streifen schneiden*
- *5 Walnüsse, gehackt*

### *Marinade*

- *1 kleines Stück Ingwer, fein gehackt*
- *Saft einer halben Zitrone*
- *Kreuzkümmelpulver*
- *1 kleines Bund Petersilie*
- *Salz*
- *Pfeffer*

## *Zubereitung*

*Die Rotkohl-Streifen in kochendem Wasser etwa 5 Minuten blanchieren und abtropfen lassen. Die Orangen mit einem scharfen Messer schälen und die Orangenfilets herausnehmen. Ingwer, Zitronensaft, Olivenöl und die Gewürze zu einer Marinade verrühren. Anschließend den Rotkohl, die Orangenfilets und die gehackten Walnüsse zusammen mit der Marinade gut durchmischen und für ca. 15 Minuten ziehen lassen. In eine Schale servieren und genießen.*

# *Brokkoli-Avocado-Salat*

### *6 Portionen*

## *Zutaten*

- *2 Bund Brokkoli, gehackt*
- *1 Avocado, geschnitten*
- *2 EL frischer Zitronensaft*
- *1 EL Olivenöl*
- *¼ TL Meersalz*

## *Zubereitung*

***Einen Topf mit 2 bis 3 cm Wasser füllen und den Brokkoli ca. 10 Minuten dünsten bis er weich geworden ist. In einer Schüssel Zitronensaft, Olivenöl und Salz verrühren. Avocado und Brokkoli hinzufügen. Alles zusammen vermischen und servieren.***

# *Fenchel-Rote Beete-Salat*

***6 Portionen***

## *Zutaten*

- *4 große Rote Beete, in kleine Würfel geschnitten*
- *2 kleine Fenchelknollen, dünn geschnitten*
- *1 Bund Minzblätter, dünn geschnitten*
- *3 Orangen, entsaftet*
- *4 EL Balsamico-Essig*
- *3 EL Sonnenblumenkerne*

## *Zubereitung*

***Rote Beete in einem großen Kochtopf 20-30 Minuten garen, bis eine Gabel leicht durch die Mitte jeder Rübe sticht. Wenn die Rote Beete gekocht ist, abtropfen lassen und mit kaltem Wasser abspülen. Die Rote Beete in kleine Stücke schneiden (falls nicht bereits geschehen). Alle Zutaten in eine große Schüssel geben und gut vermischen. Mit Sonnenblumenkernen bestreuen und servieren.***

# Quinoa-Salat

*8 Portionen*

## Zutaten

- *400 g Quinoa*
- *60 g frischer Babyspinat, gehackt*
- *4 Radieschen, gehackt*
- *50 g Gurke, gehackt*
- *50 g Sellerie, gehackt*
- *50 g rote Zwiebel, gehackt*
- *50 g rote Paprika, gehackt*
- *50 g Mandeln, gehackt*
- *2 EL Olivenöl*
- *1 EL Balsamico-Essig*

## Zubereitung

*Quinoa kochen und alle Zutaten in einer großen Schüssel vermengen. Gut vermischen und servieren.*

# Obstsalat mit Kürbiskernen

**1-2 Portion(en)**

## Zutaten

- *30 g frische Heidelbeeren*
- *30 g frische Erdbeeren*
- *30 g frische Brombeeren*
- *1 EL Müsli (Bio, glutenfrei)*
- *2 EL Kürbiskerne*

## Zubereitung

***Die Zutaten in einer Schüssel vermischen und sofort servieren.***

# *Obstsalat*

***8 Portionen***

## *Zutaten*

- *4 große Orangen*
- *2 weiße Grapefruits*
- *2 rosa Grapefruits*
- *½ Ananas, gewürfelt*
- *3 Äpfel, entkernt*
- *220 g Trauben*

## *Zubereitung*

***Die Orangen und Grapefruits mit einem scharfen Messer schälen und die Filets herausnehmen. Alle Früchte in mundgerechte Stücke schneiden. Die Trauben ganz lassen. Die Mischung in einer Schüssel verrühren und servieren.***

# Haftungsausschluss

Das Buch ist nach bestem Wissen und Gewissen verfasst worden. Die Inhalte wurden mit großer Sorgfalt geprüft und aufbereitet. Eine Garantie oder Gewähr für die Vollständigkeit, Richtigkeit und Aktualität der Inhalte kann jedoch nicht übernommen werden. Die Inhalte dieses Buches stellen die persönliche Erfahrung und Meinung des Autors dar. Die Inhalte dürfen nicht mit medizinischer Hilfe verwechselt werden. Dieses Buch dient nur zu Informationszwecken und kann keine ärztliche Beratung oder Diagnose ersetzen. Für eine individuelle Diagnose und eine Therapie wende dich an deinen behandelnden Arzt, bevor du versuchst, dich selbst zu behandeln. Es wird keine rechtliche Verantwortung oder Haftung übernommen, die sich aus kontraproduktiven Handlungen oder aus Fehlern des Lesers ergäben. Eine Haftung für Personen-, Sach- und Vermögensschäden ist daher ausgeschlossen. Eine Erfolgsgarantie kann auch nicht ausgesprochen werden. Der Autor übernimmt daher keine Verantwortung für das Nicht-Erreichen der im Buch beschriebenen Ziele.

# Impressum



*Kontakt: Masiar Mahdavi/Hallerstr. 3c/20146 Hamburg*
*Coverfoto: depositphotos.com*

41633817R00074

Printed in Poland
by Amazon Fulfillment
Poland Sp. z o.o., Wrocław